焦虑抑郁自我练习指南

Anxiety & Depression Workbook For Dummies

第 2 版

[美] 劳拉·史密斯（Laura L. Smith） 著

姜雨鸽　占归来　徐卫国　译

WILEY

CTS K 湖南科学技术出版社·长沙

国家一级出版社　全国百佳图书出版单位

谨以此书献给广大焦虑症和抑郁症患者。希望这本练习指导手册对你有所裨益。我期待你会有所收获。继续努力，你会变得更好。

——劳控·史密斯

特别致谢：

宁夏自然科学基金项目（2024AAC03743）：基于SCID-5-RV 调查和 MCCB 测试的长未治疗非情感性精神病个体认知功能的纵向研究；宁夏自治区卫生健康系统科研课题（2023-NWKYT-014）：伴非自杀性自伤行为（NSSI）青少年抑郁患者家庭功能特点及干预项目资助完成。

——徐卫国

作者简介
Author Introduction

　　劳拉·L.史密斯（Laura L. Smith）博士是一位临床心理学家。她曾任新墨西哥心理学协会主席，在治疗患有焦虑症和抑郁症的儿童、青少年和成人方面拥有丰富的经验，曾为国内外听众举办过关于认知疗法和心理健康问题的研讨会。她最近完成了《愤怒管理（第3版）》（Wiley出版）。

　　史密斯博士与现已退休的丈夫查尔斯·艾略特（Charles Elliott）博士合作出版了多部著作。他们合著了《戒烟和电子烟》（*Quitting Smoking &Vaping For Dummies*）、《边缘型人格障碍（第2版）》（*Borderline Personality Disorder For Dummies, 2nd Edition*）、《儿童心理学与发展》（*Psychology & Development For Dummies*）、《焦虑（第3版）》（*Anxiety For Dummies, 3rd Edition*）、《强迫症》（*Obsessive Compulsive Disorder For Dummies*）、《季节性情感障碍》（*Seasonal Affective Disorder For Dummies*）和《抑郁症（第2版）》（*Depression For Dummies, 2nd Edition*）、《焦虑抑郁自我练习指南》（*Anxiety & Depression Workbook For Dummies*）（均由Wiley出版）。

作者致谢
Authors' Acknowledgments

我要再次感谢 Wiley 的杰出团队。一如既往，他们的专业知识、支持和指导提供了不可估量的帮助。感谢凯尔西·贝尔德（Kelsey Baird）在本书最初规划期间给予我的鼓励。杰出的项目经理蒂姆·加兰（Tim Gallan）回答问题，帮助排版，并确保内容准确无误。我非常感谢才华横溢的文案编辑凯伦·戴维斯（Karen Davis）。我还要感谢技术编辑约瑟夫·布什（Joseph Bush），感谢他提出了特别独到的见解。

特别感谢《焦虑抑郁自我练习指南》第 1 版的编辑查尔斯·埃利奥特（Charles Elliott）。他的声音总是出现在我的写作中。尽管他已经退休，他仍继续为我修改、点评和打气。

目录
Contents

引言
Introduction

你经常悲伤或情绪低落吗？你早上不得不把自己从床上拖起来才能起床吗？又或者你对别人避之不及。如果是这样，你可能正在应对某种类型的焦虑或抑郁。每个人都会时不时地感到悲伤或担心，因为不愉快的感觉是正常生活的一部分。但当抑郁或焦虑干扰你的工作、娱乐或人际关系时，就是采取行动的时候了。

好信息！你可以在《焦虑抑郁自我练习指南》（*Anxity & Depression Workbook For Dummies*）的帮助下克服这些问题。你可以随意使用这本书，也可以作为咨询的补充。无论哪种情况，研究表明自助是有效的。

专家估计，世界上近 25% 的人在他们生命中的某个阶段会经历严重的焦虑问题，15%～20% 的人会在某个时候屈服于抑郁症的蹂躏。不幸的是，许多人同时患有这两种疾病。最近发生的一些事件，如新冠肺炎疫情，增加了世界各地成人和儿童罹患焦虑和抑郁的概率。

因此，如果你与焦虑、抑郁或同时与这两者作斗争，你并不孤独。这本书为你提供了基于研究的策略和大量的实践机会，帮助你战胜抑郁、消除焦虑。

关于本书

本书旨在为你提供一系列管理焦虑和抑郁的技能和工具。虽然书中有关于抑郁和焦虑的基本概念等信息，但本书是以行动为导向的——换句话说，你有机会以有意义的方式积极地将基于研究的想法应用到你的生活中。

毫无疑问，你在学校的时候用过练习册。一本数学练习册帮助你把数学概念应用到日常问题中，或者一本阅读练习册可以提高你理解故事的能力。今天，你可以找到几乎任何主题的练习册，从出售房屋、考试成功到准备纳税和提高记忆力。

所有练习册的目的都是基于主题列出基础知识，然后提供大量的机会来应用和实践手头的概念。通常，书籍解释问题，而练习册（也可以称为工作手册）帮助你掌握新技能。换句话说，《焦虑抑郁自我练习指南》就是"少说多做"。

你注意到本书的"练习"部分了吗？别被吓着了。练习的丰厚回报将会提高你的生活满意度和减少情绪困扰，这实际上相当有趣，因为你会发现新的生活方式，并得到你想要的。

不像大多数练习册，你不一定要从头到尾按顺序阅读和使用本书的章节。你可以选择读哪些章节，做哪些练习，以及从哪里开始和结束。

你可以在书本上写字，当然，如果书是从图书馆借来的，你需要把答案写在其他地方。写作可以提高你的技能，并促使你采取行动，所以我强烈建议把你的答案写在表格上，为你的康复做必要的工作。不要担心你的书法或拼写——没有人会给你的作业打分。

在本书中，你会看到标有"我的反思"的章节。当你需要反思时，花点时间思考一下你的感受，你发现了什么，你获得了什么新的见解。但是，嘿，这是你的练习册——可以在"我的反思"中写下你想要的任何东西。

愚蠢的假设

由于你已经拿起了这本书，我或许愚蠢地认为，你想对抑郁或焦虑做些什么。也许你有这些问题，或者你认为家人或密友可能有抑郁、焦虑的问题。

另一方面，也许你是一名心理咨询师，对寻找资源来帮助你的客户做治疗感兴趣。除了心理治疗外，我还从使用本书的医生和专业人士那里得到了积极的反馈。

本书使用的图标

在本书中，页边空白处的图标提醒你注意一些重要类型的信息：

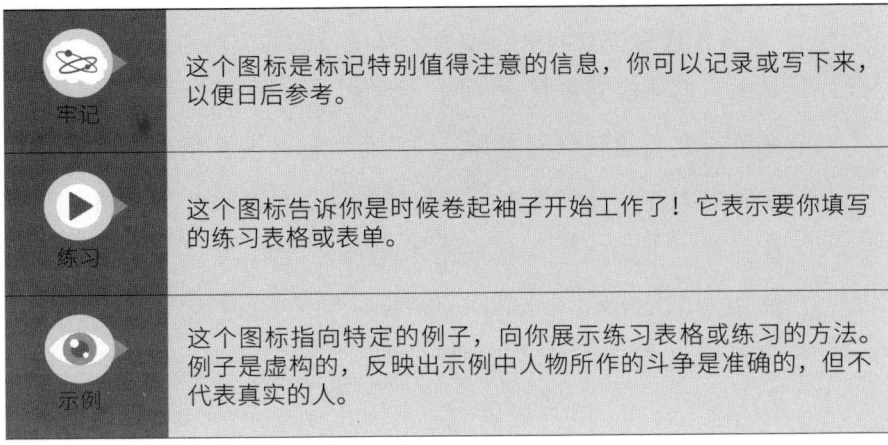

牢记	这个图标是标记特别值得注意的信息，你可以记录或写下来，以便日后参考。
练习	这个图标告诉你是时候卷起袖子开始工作了！它表示要你填写的练习表格或表单。
示例	这个图标指向特定的例子，向你展示练习表格或练习的方法。例子是虚构的，反映出示例中人物所作的斗争是准确的，但不代表真实的人。

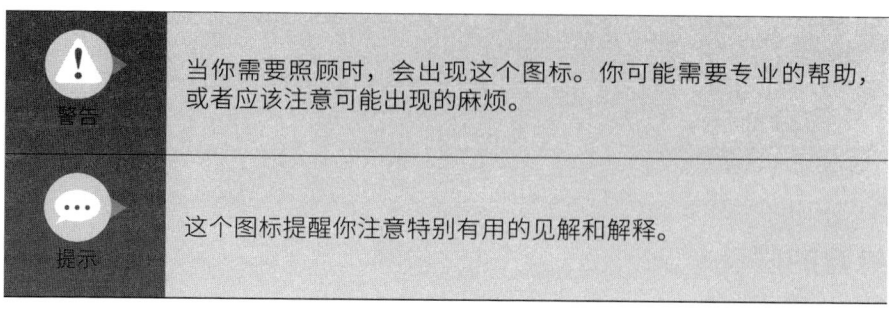

在线资源

在本书中，有一些你可能需要多次完成的练习表，去 www. dummies.com/go/anxiety&depressionworkbookfd2e 下载吧。

此外，还有一张小抄，上面有关于焦虑和抑郁的提示和信息。要访问这个在线小抄，请访问 www.dummies.com，然后在搜索框中输入 "Anxiety & Depression Workbook For Dummies Cheat Sheet"。

延伸阅读

《焦虑抑郁自我练习指南》可以帮助你应对焦虑和抑郁。它务实、具体，并且直奔主题。本书并没有用大量文字对基本概念进行冗长的解释或润饰，因此你可能需要了解更多有关抑郁症和焦虑症的具体类型、可用药物和其他替代疗法的信息。为此，可以考虑阅读一本或两本配套书：Wiley 公司出版的《抑郁症》(*Depression for Dummies*) 和《焦虑症》(*Anxiety for Dummies*)。

PART 1

剖析困境，准备计划

在本部分

☑ 了解抑郁和焦虑的代价

☑ 回顾一下你的过去

☑ 想想是不是该改变了

☑ 记录你的情绪

第 1 章 | 识别焦虑和抑郁的症状

Sorting Out Symptoms of Anxiety and Depression

在本章

» 弄清抑郁和焦虑是如何影响你的

» 找到自己的起点

» 知道何时寻求帮助

对全世界人民来说，过去几年与"新冠"这一毁灭性全球流行病有关的动荡、分裂、恐惧和不确定性导致压力急剧增大。压力往往先于情绪障碍出现，尤其是焦虑和抑郁。在美国，最近的调查显示，大约40%的成年人患有明显的焦虑或抑郁症状。青少年焦虑和抑郁的比例也急剧上升，因为他们的生活在动荡时期被打乱了。

每个人都会时不时地感到悲伤或担心。这种情绪是自然的，也是不可避免的。人们担心他们的孩子、账单、年迈的父母、工作、健康和强大的社会问题。大多数人在看悲伤的电影或悲剧新闻时都会流下眼泪。当面对损失、挫折或痛苦时，经历严重的悲伤是很自然的。这是正常的，焦虑和抑郁是日常生活的一部分。

但当悲伤充斥着你的大部分时间或担忧充斥着你的大脑时，这就不正常了。你可能正在经历真正的抑郁或焦虑问题。焦虑和抑郁会影响你的思维、行为、感觉以及与他人的关系。本章的讨论和测试将帮助你弄清楚抑郁和焦虑是如何影响你的生活的。当你明白自己的情绪是怎么回事时，就可以开始做一些事情来更有效地管理它们。

本指导手册旨在帮助解决令人不安的情绪，它并不意味着对情绪障碍的全面回顾。许多人选择将本书与专业咨询或治疗一起使用，也有些人将本书用于自己。如果你想了解更多关于焦虑或抑郁的信息和深入讨论，可以看看最新版本的《焦虑症》（*Anxiety for Dummies*）或《抑郁症》（*Depression for Dummies*）。

如果本章的测试显示你有一些焦虑或抑郁的症状，不要惊慌。几乎每个人都有挣扎，这就是人类。然而，当这些症状严重影响到你的生活时，你就应该注意了。更多信息请参见本章后面的部分"何时何地获得更多帮助"。

警告

　　如果你的症状多且严重，或者你的生活似乎失去控制，你应该咨询全科医生或心理咨询师。这些测试并不是要取代训练有素的心理咨询师——他们是唯一能真正诊断你的问题的人。

沉溺于消极的想法

　　如果你能听到一个抑郁的人脑海中回荡的想法，你可能会听到："我是个失败者""我的未来看起来黯淡无光""事情只会变得更糟"，或者"生命中太多的事情让我后悔"。

　　另一方面，焦虑的人的想法可能听起来大概是："我演讲的时候会出丑的""我从来不知道在聚会上该说什么""高速公路把我吓死了""我知道飞机失事的概率很小，但飞行让我害怕"，或者"如果编辑不喜欢我写的东西，我会精神崩溃的"。

　　思维影响你的感觉。最黑暗的想法通常会导致抑郁，而焦虑通常源于被评判或让人受伤的想法。当然，人们通常都有这两种类型的想法。

练习

　　你的想法是否停留在生活中黑暗、阴郁或可怕的方面？请完成练习表 1-1 中的测试，以确定你的想法是否存在焦虑或抑郁的问题。如果你觉得该陈述适用于你，请在旁边打上复选标记。

　　尽管这些想法可能发生在抑郁或焦虑（或两者兼有）的人身上，但奇数项最能表明抑郁，偶数项反映焦虑的想法。这个测试没有及格或不及格的分数。然而，你复选的项目越多，你就越有理由担心；具体来说，如果你复选的项目超过八项甚至十项，你就应该认真考虑解决你的问题。同时，如果你非常相

练习表 1-1　消极思维测试

- □　　1. 我的情况越来越糟了。

- □　　2. 我一直在担心。

- □　　3. 我觉得我一无是处。

- □　　4. 我从来不知道该说什么。

- □　　5. 如果我死了，没有人会想念我。

- □　　6. 我怕我会生病。

- □　　7. 我认为我是个失败者。

- □　　8. 我的思想纷纷扰扰，对一些事情很着迷。

- □　　9. 我对什么都不抱太大的期待。

- □　　10. 我在不认识的人身边会很紧张。

- □　　11. 没有我这个世界会更好。

- □　　12. 过去的创伤不断在我脑海中翻滚。

- □　　13. 我发现做决定是不可能的。

- □　　14. 我无法忍受自己成为众人关注的焦点。

- □　　15. 我的生活充满了遗憾。

- □　　16. 我不能容忍犯错。

- □　　17. 我不认为未来情况会有任何好转。

- □　　18. 我一直担心我的健康。

- □　　19. 我为自己感到非常羞愧。

- □　　20. 我对每件事都过度准备。

信或经常有这些想法，你可能会有严重的焦虑或抑郁。例如，如果你一直担心（第 2 项）而没有缓解，你可以通过解决这个问题而受益。

练习

　　花点时间在练习表 1-2 上写下你的结果，然后思考你是否认为自己有焦虑、抑郁或两者兼而有之。

练习表 1-2　我的反思

_____

_____

_____

_____

_____

警告

　　如果你有任何自杀或完全绝望的想法，立即咨询全科医生或心理咨询师。

提示

　　如果你同时有焦虑和抑郁的症状，不要感到惊讶，焦虑和抑郁常常同时发生。

抑郁和焦虑的行为

　　如果你观察一个抑郁或焦虑的人，你可能会看到他们情绪波动的一些行为迹象。这是因为内心的抑郁和焦虑会影响人们外在的行为。例如，抑郁的人可能看起来很累，行动缓慢，或远离朋友和家人；焦虑的人可能会避免社交或讲话声音颤抖。

练习

　　做练习表 1-3 中的测试，看看你的行为是否表明你有焦虑或抑郁问题。在每个适用于你的陈述旁打上复选标记。

练习表 1-3　心烦意乱的行为测试

□　　1. 我一直在莫名其妙地哭。

□　　2. 担心的时候我就会走来走去。

□　　3. 我有时无法起床。

□　　4. 我避免去拥挤的地方。

□　　5. 我似乎无法锻炼。

□　　6. 我避免冒险，因为我害怕失败。

□　　7. 我最近做的事都不是为了好玩。

□　　8. 我总是远离可能有危险的活动。

□　　9. 我最近一直没去上班，因为我没有工作的动力。

□　　10. 我真的很烦躁。

□　　11. 我感觉自己在流沙中行走，我走不动了。

□　　12. 我避开人群或一些地方，因为我感到焦虑。

□　　13. 我再也不在乎自己长什么样了。

□　　14. 我花了太多时间来确保自己看起来很好。

□　　15. 我不再笑了。

□　　16. 紧张时我的双手颤抖。

□　　17. 我已经放下了一些需要我处理的事情。

□　　18. 为了保证自己的安全，我不得不重复一些行为。

　　同样，这个测试没有及格或不及格之分。你打复选标记的项目越多，问题就越严重。同样，偶数项最符合焦虑，而奇数项很大程度上表明抑郁。当然，和许多人一样，你可能同时有这两种问题的症状。

　　同样，把你的答案加起来，并在练习表 1-4 中反思你的结果。

练习表 1-4　我的反思

_____

_____

_____

_____

_____

身体不适

　　抑郁和焦虑不可避免地会产生躯体症状。事实上，有些人主要遭受食欲、睡眠、精力或疼痛的变化，而很少报告有问题的想法或行为。这些变化导致的症状直接影响你的身体，但它们不像前面提到的行为迹象那样容易被其他人观察到。

练习

　　完成练习表 1-5 中的悲伤和压力感觉测试，看看你的身体是否试图告诉你一些关于你情绪状态的事情。

警告

　　这个测试中的症状也可能是由各种身体疾病、药柜里的药物，甚至是你早上喝的三杯咖啡引起的。如果你正在经历悲伤，出现压力感觉测试中的任一症状，一定要咨询全科医生。每年检查一次是一个好主意，如果你的身体发生了明显的变化，可以更频繁地检查。

　　尽管躯体感觉在焦虑和抑郁中都存在，但上面测试中的偶数项最符合焦虑，而奇数项通常困扰着抑郁症患者。没有指示问题的分界点，不过，你复选的项目越多，你的问题就越严重。

练习表 1-5　悲伤和压力感觉测试

　　□　　1. 我没有食欲。

　　□　　2. 我的手心一直在出汗。

　　□　　3. 我每天早上都醒得很早，然后就睡不着了。

　　□　　4. 我一直感到恶心并有腹泻。

　　□　　5. 我睡得比平时多了很多。

　　□　　6. 我浑身发抖。

　　□　　7. 我一直莫名其妙的浑身疼痛。

　　□　　8. 紧张的时候，我的胸部就会发紧。

　　□　　9. 我最近没有精力。

　　□　　10. 我一紧张就心跳加速。

　　□　　11. 我便秘的次数比平时多。

　　□　　12. 我觉得我喘不过气来。

　　□　　13. 我最近一直在吃东西。

　　□　　14. 我的手经常又冷又湿。

　　□　　15. 我没有性欲。

　　□　　16. 我有时呼吸急促。

　　□　　17. 最近我做的每一个动作都很费劲。

　　□　　18. 我很容易头晕。

练习

　　在练习表 1-6 中，把你的答案加起来并反思你的结果。想想你是否有其他没有出现在清单上的身体问题，这些问题可能与你的情绪有关，也把它们记下来。

练习表 1-6　我的反思

_____

_____

_____

_____

_____

焦虑和抑郁的情绪

　　情绪的爆发是对现在、过去以及未来可能发生的事情的反应。情绪反应包括生理反应、认知反应和行为反应。世界各地的人们表达有六种基本情绪：

- » 幸福
- » 悲伤
- » 愤怒
- » 恐惧
- » 憎恶
- » 惊讶

　　从这些基本的情绪中，会产生更微妙的情绪。例如，从幸福中产生快乐、满足、欢快或愉悦；从悲伤中产生难过、抑郁、绝望、沮丧、低自尊或羞耻；恐惧可能带来焦虑、恐怖、担心、窘迫或恐慌；憎恶通常导致厌恶或粗鄙的感觉；惊讶之后会发生什么，取决于最初的反应是什么，惊讶可能会变成好奇、娱乐、厌恶、宽慰或恐惧。

情绪引导行为。恐惧增加警觉性和逃避，愤怒产生攻击性，悲伤涉及退缩。虽然大多数人都有各种各样的情感体验，但那些焦虑或抑郁的人可能会经历更多的悲伤和恐惧，或者可能是愤怒和厌恶。

你最常经历的主要情绪是什么？想想你平常的一天，反思你的感受。想想在你有这种感觉之前发生了什么，你是在想过去还是未来？在练习表 1–7 中记录你的经历。

练习表 1–7　我的反思

_____

_____

_____

_____

_____

反思人际关系

当你情绪低落或苦恼一段时间，你与周围人的关系很可能会受到打击。虽然你可能认为你的抑郁或焦虑只影响你自己，但它会影响你的朋友、家人、爱人、同事和熟人。即使是和你打交道的陌生人，比如服务员、空乘人员、职员和银行出纳员，也会受到你情绪状态的影响。

完成练习表 1–8 中的测试，看看你的情绪是否会给你的人际关系带来麻烦。在所有适用于你的陈述旁打复选标记。

练习表 1-8　矛盾关系的测试

☐　1. 我不想和任何人在一起。

☐　2. 见到新朋友时，我很紧张。

☐　3. 我不想和任何人说话。

☐　4. 只要有人稍微批评我一下，我就会过度敏感。

☐　5. 我对别人比平时更暴躁。

☐　6. 我担心会说错话。

☐　7. 我和任何人都没有联系。

☐　8. 我担心人们会离开我。

☐　9. 我再也不想和任何人约会了。

☐　10. 我被我在乎的人受伤的幻象所困扰。

☐　11. 我与所有人都疏远了。

☐　12. 在人群中我感到紧张，所以我待在家里。

☐　13. 我在人群中感到麻木。

☐　14. 在聚光灯下我总是觉得不舒服。

☐　15. 我觉得我不配得到友情和爱情。

☐　16. 赞美使我感到不安。

你猜对了，这里没有一个分数线来明确地告诉你是焦虑还是抑郁。但你复选的项目越多，你的人际关系就越可能受到你的焦虑、抑郁或两者兼而有之的影响。奇数项通常表明有抑郁问题，偶数项尤其会伴随焦虑情绪。

牢记

　　许多人都有点害羞或内向。你可能会对认识新朋友感到焦虑，在聚光灯下可能会感到不舒服——这些感觉不一定是什么需要担心的事情。然而，当你发现自己因为害羞而逃避社交活动或结识新朋友时，这些情况就会成为问题。

练习

　　反思你的结果，在练习表 1-9 中写下哪些关系最受情绪的影响。

练习表 1-9　我的反思

_____

_____

_____

_____

_____

制订个人问题概要

　　"个人问题概要"为你提供有关问题症状的概述。（如果你跳过了本章前面部分的测试，回头花点时间完成它们，这些测验的答案会在这个练习中发挥作用。）本节中的概要练习可以帮助你识别焦虑和抑郁影响你的方式。这个概要文件的一个好处是，在阅读本书的其余部分时，你可以追踪这些症状的变化。

示例

　　泰勒（Tyler）是一名中年化学工程师，他认为自己并不抑郁，也没有任何情绪问题。但当他去看全科医生时，泰勒抱怨说他很疲劳，最近体重增加，性欲明显下降。这些感觉早在新型冠状病毒大流行之前就出现了，但在他被隔离期间变得更加明显。在排除了身体原因后，医生说他可能是抑郁了。他不情愿地同意与一位社会工作者见面。

当泰勒填写他的个人问题概要（见练习表 1-10）时，他列出了以下十大症状，并指出它们是否表明焦虑或抑郁（A 或 D）。

练习表 1-10　泰勒的个人问题概要

1. 我最近没有精力。（D）
2. 最近我做的每一个动作都很费力气。（D）
3. 我没有性欲。（D）
4. 我最近一直在吃东西。（D）
5. 我不想和任何人在一起。（D）
6. 我对什么都不抱太大的期待。（D）
7. 我发现做决定很难。（D）
8. 我一直担心我的健康。（A）
9. 我浑身发抖。（A）
10. 有时我无法起床。（D）

如你所见，泰勒的主要症状是抑郁。这些症状大多是生理上的。填写个人问题概要帮助泰勒认识到他患有抑郁症，他甚至没有意识到自己患有抑郁症。他反思了自己的发现（见练习表 1-11）。

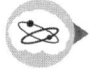

牢记　本书书名叫《焦虑抑郁自我练习指南》，不做点练习你就不会感觉更好。别担心，练习没那么难。当然，你可以跳过一些练习，但你完成得越多，你就会越早感觉好起来。虽然这看起来很奇怪，但把事情写下来确实有很多好处。写作可以帮助你记忆，理清思路，提高注意力和反思能力。

练习表 1-11　泰勒的反思

　　我能看出我确实有抑郁的迹象，以前没有意识到。我发现抑郁在我身上表现得特别明显，它影响了我的精力、性欲和食欲。这也让我远离我的女朋友，从我失去性欲以及和她在一起的欲望就能看出来。显然，我也有一些焦虑的症状，我想我一直都有，是时候做点什么了。

练习

　　在练习表 1-12 中完成你自己的个人问题概要。回顾本章前面的测试，并画出你遇到的最有问题的想法、感觉、行为和关系问题。然后从你画过线的最重要的项目中选择最多 10 个，并将它们写在"我的个人问题概要"空白处。

　　此外，在最能表明焦虑的症状（前面测验中的偶数项）旁边打 A，在最符合抑郁的症状（奇数项）旁边打 D。

练习表 1-12　我的个人问题概要

1.

2.

3.

4.

5.

6.

7.

8.

9.

10.

你的症状主要是焦虑、抑郁还是两者兼有？它们有影响你的思维、感觉、行为或关系吗？花点时间思考一下你的个人概要，你能得出什么结论？记录在练习表 1–13 中。

练习表 1–13　我的反思

_____

_____

_____

_____

选择你的挑战

本书接下来的四个部分涵盖思维、感受、行为和人际关系。如何决定从哪个领域开始，一个显而易见的方法是选择给你带来最多问题的领域，或者你可以按顺序处理它们。有时，从一个相对较小的问题开始并迅速取得成功是有意义的。无论你选择从哪里开始，你都应该知道所有这些领域是相互影响的。例如，如果你对被评判有焦虑的想法，你很可能会避开聚光灯。你很可能会心跳加快，还可能对他人（人际关系）的批评过于敏感。

练习

然而，我们发现许多人喜欢从最适合他们个人风格的问题领域开始着手。换句话说，有些人是实干者，有些人是思考者，还有一些是试探者和协调者。使用练习表 1–14 中的个人风格问卷来确定和理解你喜欢的风格。

练习表 1–14　个人风格问卷

思考者

☐　　我喜欢事实和数字。

☐　　我是一个很有逻辑的人。

☐　　我是一个计划者。

☐　　我喜欢彻底思考问题。

☐　　我在行动之前会仔细权衡利弊。

实干者

☐　　我无法忍受坐在那里思考。

☐　　我喜欢对问题采取行动。

☐　　我喜欢每天完成一些事情。

☐　　我喜欢穿越障碍。

☐　　我是先行动后思考。

试探者

☐　　我是一个非常感性的人。

☐　　我很注意自己的感受。

☐　　我喜欢按摩和洗热水澡。

☐　　音乐和艺术对我来说很重要。

☐　　我很清楚自己的感受。

协调者

☐　　我是个善于交际的人。

☐　　我更愿意和人在一起。

☐　　我非常关心别人的感受。

☐　　我很善解人意。

☐　　对我来说，人际关系比成就更重要。

你主要是一个思考者、实干者、试探者或协调者吗？如果你在一个区域中打复选标记的项目比其他区域多很多，你可能想要在练习表中与此风格对应的部分开始工作：

- » **思考者**：第二部分"关注思想：思维疗法"。
- » **实干者**：第三部分"对抗焦虑的行动：行为疗法"。
- » **试探者**：第四部分："关注身体的感受"。
- » **协调者**：第五部分："关系疗法"。

何时何地需要获得更多帮助

自助工具几乎对每个付出努力的人都有好处。许多人发现他们可以通过阅读这样的书来克服轻度到中度的情感问题。然而，解决一些困难需要专业的帮助，也许是因为你的焦虑或抑郁特别严重，或者因为你的问题太复杂，不能通过自助的方法来解决。

练习

通过练习表 1–15 中的严重症状检查表来确定你是否需要寻求心理医生的治疗。

练习表 1–15　严重症状检查表

□	我想过自杀。
□	我感到无望。
□	我的睡眠受到严重干扰已经超过两周了（包括睡得太少或太多）。
□	我疼痛难忍。
□	对我的家庭来说，我是个沉重的负担。

（续表）

□　我的伴侣离开了我另寻新欢，我再也不能忍受这种羞辱了。

□　我对某人感到失控的愤怒，想要寻求暴力报复。

□　我的生命毫无价值，我没有活下去的理由。

□　我没有刻意增重或减重好几斤。

□　我忽略了生活中的主要责任，比如上班或付账单。

□　我总是听到一些声音。

□　我看到了不存在的东西。

□　吸毒和酗酒干扰了我的生活。

□　我思绪万千，无法让它们慢下来。

□　我信任和关心的人说我需要帮助。

□　我卷入了无休止的争吵。

□　最近我一直在做一些非常糟糕的决定（比如买一些奇怪的东西，或者参与一些有问题的商业计划）。

□　最近我觉得有人在找我麻烦。

□　除非绝对必要，我一直不能让自己离开家。

□　我在冒前所未有的风险。

□　突然间，我觉得我是一个特殊的人，能够做出不平凡的事情。

□　我每天花过多的时间重复一些动作，比如洗手、整理、反复检查东西（电器、锁等）。

□　过去的创伤让我有非常不安的闪回或噩梦，似乎无法忘记。

有复选清单上的任何一项行为都意味着你应该强烈考虑进行专业咨询。此外，请认识到这样的清单不可能包罗万象。如果你真的不确定自己是否需要帮助，可以去心理医生那里做个评估。

如果你想结束你的生命，自杀热线是一种快速而匿名的让你获得即时帮助的方式。在美国，电话号码是 800-273-8255 或 800-273-TALK，训练有素的讲师将全天候与你交谈。即使你感到无助、绝望或没有自杀，你也可以拨打这个号码，工作人员将提供支持和信息。

如果你复选了上面的至少一个陈述，且没有自杀倾向，但开始认为可能需要帮助，你应该去哪里？许多人从他们的全科医生开始，这是一个非常好的主意，因为全科医生可以确定你的问题是否是身体原因。如果身体问题已经排除或治疗，但你仍然需要帮助，你可以：

» 向全科医生寻求建议。

» 向所在地的心理学家、咨询师、社会工作者或精神病协会咨询。

» 打电话给保险公司寻求建议。

» 向信任的朋友或家人寻求建议。

» 联系当地大学的心理学系、社会工作系或转诊精神科。

在第一次治疗之前或期间，与心理健康专业人员交谈，询问你是否应接受经科学验证的焦虑或抑郁治疗，如认知行为治疗、接纳和承诺治疗（ACT）、情绪治疗或人际关系治疗。不幸的是，一些从业者缺乏在科学研究中显示出有效性的疗法方面的必要培训。此外，确保你咨询的一定是有执照的心理医生。

牢记

　　理解并接受你需要更多帮助是力量的象征，而不是软弱。承认自己的情绪可能有问题需要勇气，寻求解决方案也需要勇气。

　　在这一点上，你应该表扬自己。不管这是不是你读的第一章，你已经有了一个好的开始。你花在这本练习指南上的每一分钟都有可能改善你的心情，给它一点时间。

第 2 章 | 找到起源
Discovering the Beginnings

在本章

» 在生物学中挖掘

» 研究你的病史

» 回顾发生的事情

» 查找错误（或没有错误）

如果你正在读这本书，你可能会感到有点焦虑或沮丧，但可能不知道这些感觉是从哪里来的。了解感觉的起源是很有价值的，无论是生物学、遗传学、个人病史还是压力。本章将帮助你深入了解问题的根源，并将这些点联系起来。知道自己情绪的起源可以让你抛弃内疚和自责的包袱，有什么不好的呢？

本章回顾了抑郁和焦虑的主要原因：生物学、遗传、个人病史和压力。许多接受治疗的人认为，他们应该为自己的情绪困扰负责，认为个人弱点是困扰情绪的原因。然而，当他们发现问题的根源时，他们通常就不会感到那么内疚了。摆脱这种负罪感释放了可以用来做出重要改变的能量。

牢记

弄清楚你焦虑或抑郁的原因可能会帮助你停止责怪自己。然而，停留在过去并不能让你前进，一旦你了解了自己的历史，就该展望未来了。轻轻地关上你的怨气之门，展望未来，寻找解决方案，这样你就不会继续成为过往的受害者。

生物遗传的影响

关于先天和后天的争论很复杂。你之所以成为现在的你，主要是因为你的基因密码吗？还是说，在你的一生中，你是在与许多人和地方的互动中脱颖而出的？当然，答案是两者皆有。基因与经历相互作用，造就了今天的你。

然而，基因构成确实会产生某些影响。你的保罗叔叔看起来很沮丧吗？杰克表姐有洁癖吗？你祖母是个隐居的人吗？你的曾祖母是什么样的？为什么这些问题很重要？因为抑郁和焦虑倾向于在家庭中蔓延，基因可能会导致你的部分情绪困扰。

如果你能接触到家人，问问他们是否愿意和你谈谈你的家族历史。询问他们是否有一方家族的亲属有焦虑或抑郁症状。你可能需要先回顾第 1 章中的症状。没有确切的亲属数量可以确定遗传因素是否导致你的症状，然而，分享类似问题的家人越多，你就越有可能遗传到抑郁或焦虑症状。在空白处填上你所学的笔记（练习表 2-1）。

练习

练习表 2-1　可能的家族史

我的家族中有焦虑或抑郁的成员（兄弟、姐妹、表兄妹、父母、叔叔、阿姨和祖父母）：

_____

_____

_____

_____

牢记

在你把焦虑归咎于你的祖母之前，考虑一下焦虑是后天习得并代代相传的可能性。例如，想象你的曾祖母在大萧条时期长大，她总是担心钱和食物。她的担忧是真实的：她没有足够的钱或食物。她一再告诉你的祖母，这个世界是不安全的。你祖母把这种倾向传给了你母亲，她也一直担心。现在你也是一个担忧者，这种特质是遗传的还是后天习得的？可能两者都有。

除了遗传因素，抑郁和焦虑还可能与你服用的药物（合法或非法）、身体疾病或受伤有关。药物，无论是非处方的、处方的还是非法的，都有许多副作用。有时候，解决你的问题就像检查你的药箱寻找可能的罪魁祸首一样简单。

警告

几乎所有你正在服用的药物都会对你的情绪产生负面影响。咨询你的药剂师或全科医生，看看你的药物是否可能导致你的部分问题，但在没有咨询医生的情况下不要停药。

此外，众所周知，滥用酒精会导致抑郁或焦虑，有些人发现即使是适量的酒精也会加剧他们的情绪问题。酒精还与各种处方药和非处方药相互作用，产生有害甚至致命的结果。

大麻在美国许多州都是合法的，其具有强烈的精神活性。有些人使用大麻来缓解情绪困扰，并以趣闻的方式讲述他们的成功。一些早期研究表明，对于抑郁和焦虑的人来说，大麻可以改善情绪，减少焦虑。然而，实证研究尚未广泛开展，以验证其有效性。

最后，可卡因、海洛因、甲基苯丙胺、摇头丸等非法药物有时被用来改变情绪。在短期内，他们实现了这一目标；但从长远来看，它们几乎不可避免地加剧了情绪问题。

身体疾病或受伤（尤其是头部创伤）也会产生焦虑或抑郁的症状。不仅疾病本身会导致情绪问题，对疾病或受伤的担忧及悲伤也会导致你的痛苦。如果你被诊断出患有某种疾病，去看医生，看看你的抑郁或焦虑是否与这种疾病有关。在练习表2-2中写下任何可能导致你焦虑或抑郁的身体原因。

练习表 2-2　身体的可能性

_____

_____

_____

_____

_____

绘制生命线

你今天所感受到的悲伤和焦虑可能是你过去所种下的种子。因此，探索你的个人病史可以为你的问题的可能根源提供线索。这一部分的练习，称为情绪起源表格，需要一点时间。

"情感起源"练习让你通过询问父母或其他照顾者以及你的童年经历，重新审视你的童年，其中一些记忆可能会唤起强烈的情感。如果你开始感到不知所措，你可能需要停止练习，并咨询心理咨询师寻求指导和支持。

看完一个例子后，填写这个表格就容易多了。下面是泰勒填写"情感起源"表格的例子。

示例

泰勒有许多抑郁症的生理症状，比如缺乏精力和食欲增加。他对自己抑郁的根源知之甚少。他的医生将他介绍给一位社会工作者，后者建议他填写一份"情感起源"表格（见练习表2-3），以检查他的童年经历。

练习表 2-3　泰勒的情感起源

关于照顾者的问题
1. 我童年的主要照顾者是谁？他们是什么样的人？描述他们的个性。

　　母亲以自我为中心，很少考虑我和姐姐需要什么。当事情不按她的意愿发展时，她就会暴怒。她很霸道，而且极度紧张。她是一个完美主义者，总是谈论做事的"正确方式"或"错误方式"。我还记得她总是表现得像个殉道者。

　　每个人都喜欢我爸爸，因为他很有趣、很友好。但我不记得他经常跟我开玩笑。他批评我主要是因为我笨手笨脚，不喜欢和他一起去打猎。

（续表 1）

父母在我 11 岁时离婚了。上高中的时候，我妈妈有个男朋友和我们住在一起。他人很好，但我们真的合不来。我有点嫉妒我妈妈对他的关注。

2. 每个照顾者是如何表达他们的爱和感情的？

我的父母从来没有说过"我爱你"，我也不记得他们拥抱过我。我总是看到其他家庭的成员之间互相拥抱，这让我觉得很尴尬。作为一个成年人，在社交场合，当人们互相拥抱问候时，我仍然会觉得很奇怪。我妈妈会告诉别人她有多爱她的孩子，但她说的似乎是其他孩子，而不是我姐姐和我。她想让每个人都认为她是一个完美的母亲、妻子和家庭主妇。一切都是为了她。

就像我之前说的，父亲对别人比对我更友好，他似乎关心自己多过关心家人。我从没对父母说过"我爱你"，现在他们都去世了，我为自己从未对他们说过那些话而感到内疚。我确实明白为什么我很难告诉他们，而他们也从来没有告诉过我。

3. 冲突是如何表达和解决的？

我父母经常吵架。晚上我们会听到他们的声音——我和姐姐会很害怕。他们使用可怕的词语，那些话我们从来没有听到他们对我们或其他任何人说过。然而，当他们在公众场合时，似乎一切都很完美。父亲离开了家，说他在工作，但现在我知道他在欺骗妈妈。他们在我六年级时离婚了。

我和父母之间从来没有任何争吵。我只是闭嘴，让他们说话。我们从来不谈论政治或时事。直到上大学时，我才意识到自己对这个世界知之甚少。

4. 我惹过什么麻烦？

我很安静，基本上不惹麻烦。记得有几次母亲因为一件小事对我大吼大叫，比如我在浴室忘了拿湿毛巾。父亲会取笑我的笨拙，当我不能做家务时，他会大发雷霆，说我傻。我在家里修东西的时候还是会紧张。

只要没有成绩不好或做不该做的事被抓，家里似乎没有人注意到我。我和我最好的朋友在高中时就开始从酒柜里偷酒，母亲和她的男朋友从来没有问过我这件事。一上大学，我就完全靠自己了。

5. 我是如何被纪律约束的？

除了偶尔被骂之外，我不认为他们有什么纪律约束。就像我说的，我是个很安静的孩子，不惹是生非。

6. 我的照顾者是批评性的还是支持性的？

我的确是一个好学生，但我不记得父母对此给予了很大帮助。除了因为不擅长修理东西而被父亲责骂之外，我就好像不存在一样。

（续表 2）

7. 我关于我的照顾者，还能想到其他重要的事情吗，无论是积极的还是消极的？

母亲似乎从来都不开心，也不满足。她从未从离婚的阴影中走出来，一直抱怨丈夫出轨，直到她去世的那一天。父亲娶了一个只比我大几岁的女人，从那以后，我很少见到他和他的新婚妻子。回想起来，我们全家都有点难过。

关于家庭的问题

1. 我最早的记忆是什么？

我不太记得自己小时候的事了。祖父过去常带我们去骑马，那很有趣。我记得我父亲和爷爷奶奶为了钱大吵了一架，太可怕了。

2. 我童年最美好的回忆是什么？

暑假期间和朋友一起骑自行车。我们过去常常打包午餐，早上就出发去附近转转。我们会在药店停下来买苏打水，然后坐在公园里吃东西。我不太记得我们聊了些什么，但那种自由和独立的感觉很棒。

3. 我童年最糟糕的记忆是什么？

肯定是听到父母吵架，我感到非常害怕和无助。父母也和祖父母吵架。我现在意识到，祖父母资助了我父母生活的一部分，当祖父母不同意购买一些东西时，他们就会大吵一架。姐姐和我被告知要消失，但我们一直在附近。

4. 哪些成年人和我在一起，我们做过什么？

我生长在一个孩子看得见却听不见的家庭。我知道这听起来像是陈词滥调，但这是事实，一切都围绕着我的父母。每年夏天我们都会去湖边的同一间小木屋度假两周。通常母亲整个一周都会待在那里，而父亲会在周末出来。父母有朋友在附近租了小木屋。基本上，所有的孩子都在一起玩，父母们坐在一起聊天或打牌。我不记得和大人一起玩过什么，除了有两次父亲带我去打猎，我都被吓死了。我不会射击，也讨厌杀死动物，所以他再也没有带我去过。

5. 家里还有其他人（兄弟姐妹、亲戚或其他人）对我有影响吗？

我很尊敬我的姐姐，但她上了初中后就不想和我有任何瓜葛了。我想父母更喜欢她——至少父亲是这样。我总觉得自己不如她。这么多年来，我和姐姐没什么联系。父母去世时我们见过面，我参加了她孩子们的婚礼，但我们并不亲密。母亲的男朋友从来没注意过我。我上大学的时候他们分手了，从那以后我就没有他的消息了。他对我一点影响都没有。

（续表3）

6. 是否有特殊情况（例如，疾病、创伤、死亡、离婚、服兵役等）？

　　没什么。在外界看来，我们似乎是一个非常典型的家庭，在父母离婚之前没有什么特别的问题。母亲经常谈论父亲有多可怕。我上大学的时候，她会给我打电话，告诉我她有多孤独，她如何受不了这样活着。这对我来说是一个可怕的负担，我害怕她会自杀。

7. 还有什么重要的事情，无论是积极的还是消极的？

　　我认为自己不知道如何成为一个好父亲或好丈夫，部分原因是我没有榜样。在结婚期间，工作占用了我很长的时间，在最开始的几年，我并没有真正关注我的妻子或孩子。我花了好几年才明白妻子为什么和我离婚。

关于学校和社区的问题

1. 我住在哪里，我的房子是什么样的？我有自己的房间吗？当时的情况如何？

　　我在郊区的一个小房子里长大。我有自己的房间，但家里只有一个浴室，当时看起来还好。当我9岁的时候，我们搬到了一个更大的房子里，我意识到第一个房子有多小。回想起来，我认为祖父母帮助父母买了新房子。搬家后，父母之间发生了更多的争吵，有很多次，我听到母亲在大喊，说父亲需要还祖父母的钱。

2. 我住的社区怎么样？安全吗？有我可以出去玩的地方吗？附近有什么事可做吗？

　　社区很普通，但我现在意识到它也是完全由白人家庭组成的。我不知道多样性是什么。我从未听说过犯罪，也不知道如何看待偶尔从别人那里听到的种族主义言论。学校有一个小型购物中心，步行即可到达，还有一个开放的操场，周末我们可以随时使用。

3. 我参加过什么课外活动吗，比如运动或俱乐部？这是一种积极的体验吗？

　　我很小的时候就加入了童子军，一直到鹰级童子军，我为此感到骄傲。母亲参加了典礼，但是父亲没有，他说要工作。高中时我是一名长跑运动员，我不会打篮球或棒球，因为我太笨拙了。

4. 关于小学，我记得什么？（我快乐吗？我对自己有什么看法？我在学校做得怎么样？我的友谊是什么样的？有什么重要事件吗？）

　　记得我很害羞。我有几个好朋友，但他们和我一样都是书呆子。我是个好学生。

（续表 4）

---

5. 关于中学或初中，我记得什么？（我快乐吗？我对自己有什么看法？我在学校做得怎么样？我的友谊是什么样的？有什么重要事件吗？）

　　那时我更害羞了，一直感到笨拙和尴尬。到七年级时，我也比所有的朋友长得都高。我没怎么被邀请参加聚会，我不太开心。如果我不高兴，母亲有时会帮我做一些家庭作业，然后她会让我感到内疚。

---

6. 关于高中我记得什么？（我快乐吗？我对自己有什么看法？我在学校做得怎么样？我的友谊是什么样的？有什么重要事件吗？）

　　那时我又多了几个朋友，开始和一些人约会。当一个女孩甩了我时，我非常沮丧，记得有一次在房间里待了好几个小时。我现在意识到，我不知道如何很好地处理自己的情绪——当我不知道该做什么时，就会退缩。我很努力才拿到 B，但我知道自己本可以在学校做得更好。

---

7. 高中毕业后我做了什么？

　　上大学，是因为我所有的朋友都打算这样做。这不是我父母关心的事情，但我一直认为这是自己应该做的事情。起初，我没有任何特定的目标或兴趣。我的化学成绩很好，这就是我开始对化学工程感兴趣的原因。

---

8. 在我的童年时期，有没有什么历史或文化事件对我的成长产生了影响？

　　刚上大学时，我对政治一直持观望态度，但我对这些问题有着强烈的感受。我有很长一段时间都羞于表达自己的想法。在大学期间，我学到了很多关于这个世界的知识，而小时候在郊区的有限经历并没有为我做好准备。

---

9. 我成年后有什么主要事件，比如受伤或中彩票？

　　大学毕业后，我结婚了，有了几个孩子。在结婚 14 年后我离婚了，这让我很震惊，但还是挺过来了。

---

10. 关于焦虑或抑郁的起源，这个练习教会了我什么？

　　当我回想自己的童年时，我意识到那不是很快乐的。父亲似乎不太关心我，母亲更关心我，但她的情绪像过山车。我只是自我封闭，我想我一生都有这种倾向。也许我现在也要自我封闭了，我不开心时就会这样做。我已经意识到，我的问题并不完全是自己的错。每当我面临可能的拒绝或批评，或者有人对我生气时，我就会自我封闭，这好像有点道理。

在完成"情感起源"表格后，泰勒对自己为什么要以这种方式应对压力有了更好的理解。他发现，在面对某些类型的情况时，他之所以会退缩是有原因的。这项工作不是指责和吹毛求疵，相反，这有助于泰勒原谅原本的自己。这些见解让他踏上了通往新开始的道路。

练习

完成练习表 2-4 中的"情感起源"表格。这是一项重要的练习，所以你需要多少时间就花多少时间。如果你碰巧正在接受心理咨询或心理治疗，你的咨询师无疑会发现这些信息很有用。

练习表 2-4　我的情感起源

关于照顾者的问题
1. 谁是我童年时期的主要照顾者，他们是什么样的人？描述他们的性格。
2. 每个照顾者是如何表达爱和情感的？
3. 冲突是如何表述和解决的？

（续表 1）

4. 我惹过什么麻烦？

5. 我是如何被纪律约束的？

6. 我的照顾者是批评性的还是支持性的？

7. 关于我的照顾者，还能想到其他重要的事情吗，无论是积极的还是消极的？

关于家庭的问题

1. 我最早的记忆是什么？

2. 我童年最美好的回忆是什么？

（续表 2）

3. 我童年最糟糕的记忆是什么？

4. 哪些成年人和我在一起，我们做了什么？

5. 家里有没有其他人（兄弟姐妹、亲戚或其他人）影响了我？

6. 是否有特殊情况（例如，疾病、死亡、创伤、离婚、服兵役等）？

7. 还有什么重要的事情，无论是积极的还是消极的？

（续表 3）

关于学校和社区的其他问题

1. 我住在哪里，我的家是什么样的？我有自己的房间吗？条件怎么样？

2. 我住的社区怎么样？安全吗？有我可以出去玩的地方吗？附近有什么事可做吗？

3. 我参加过什么课外活动吗，比如运动或俱乐部？这是一种积极的体验吗？

4. 关于小学，我记得什么？（我快乐吗？我对自己有什么看法？我在学校做得怎么样？我的友谊是什么样的？有什么重要事件吗？）

5. 关于中学或初中，我记得什么？（我快乐吗？我对自己有什么看法？我在学校做得怎么样？我的友谊是什么样的？有什么重要事件吗？）

（续表4）

6. 关于高中我记得什么？（我快乐吗？我对自己有什么看法？我在学校做得怎么样？我的友谊是什么样的？有什么重要事件吗？）

7. 高中后我做了什么？

8. 在我的童年时期，哪些历史或文化事件对我的成长产生了影响？

9. 我成年后有什么大事，比如受伤或中彩票？

10. 关于焦虑或抑郁的起源，这个练习教会了我什么？

从回忆你的童年开始，可以通过与亲戚交谈或翻阅旧相册来启动你的记忆，然后继续回答关于你父母或照顾你的人的问题，以及关于你童年和青春期的问题。不要担心必须把所有的细节都做好——只要尽你所能做到最好就行了。记忆并不总是完全准确的，但在很大程度上，它们会影响你今天的感觉。

牢记

请意识到这个练习的目的不是责怪你的父母或你生活中其他重要的人。这些人确实可能对你的问题负有重大责任，了解这一点很有用。他们跟你一样，自己的毛病也都不完全是由于自己造成的。理解于事有益，责备和吹毛求疵则不然。

审视当前的压力

练习

在寻找焦虑或抑郁的起源时，你需要回顾一下你的世界。睁开眼睛观察，你生活中发生了什么事让你更加痛苦？从日常交通纠纷到重大损失，压力事件会耗尽你的应对资源，甚至损害你的健康。完成练习表 2-5 中的"当前罪魁祸首调查"，找出你压力的来源。除非首先找出导致压力的罪魁祸首，否则你无法让你的世界变得不那么紧张。

你可能会注意到表中的一些项目有积极的方面，例如，退休或购买新房子可能是令人兴奋的。然而，所有的重大变化，无论是积极的还是消极的，都会带来巨大的压力。

练习表 2-5　当前罪魁祸首调查

---

1. 在过去一年左右的时间里，是否因为死亡、离婚或长期分居而失去了我在乎的人？

---

2. 我是否曾遭受过严重的身体伤害或疾病？

---

3. 最近经济上有什么困难吗？或者我买过什么大件物品，比如新房子或新汽车吗？

---

4. 我是否与他人发生了争论或冲突？

---

5. 工作中是否存在问题，比如新的职责、更长的工作时间或管理不善？

（续表）

6. 我生活中有什么重大的改变吗，比如退休、新工作或新恋情？

_____

_____

_____

7. 我是否有照顾父母或孩子的主要责任？

_____

_____

_____

8. 我是否有日常的烦恼，比如通勤时间长、令人不安的噪声或恶劣的生活条件？

_____

_____

_____

9. 我是否因种族、民族、宗教、外貌或性别身份而遭受歧视？

_____

_____

_____

10. 在应对新型冠状病毒感染疫情、洪水、飓风和火灾等灾难时，我有什么应对技能？

_____

_____

_____

得出结论

你并不是非得要抑郁或焦虑。如果审视一下造成你痛苦的三个主要因素：生物学 / 遗传学、你的个人经历和你生活中的压力源，你的痛苦是可以理解的。花点时间在练习表 2-6 中总结你认为抑郁或焦虑症状的最重要的起源和贡献者。

当你回顾总结时，要意识到无数的环境因素影响了你的一生。焦虑和抑郁可由多种因素引起，有些发生在童年时期，源于你的出生，或者是当前的压力导致的。许多情绪困难的原因完全超出了你的控制。

你不应该为自己的情感负担感到内疚或羞愧，与此同时，你有责任对自己的痛苦做些什么。虽然没有人可以代替你做这些工作，但是不管有没有专业的帮助，你都可以通过这些练习让自己走向更美好的明天。只要记住，努力减少你的情绪困扰会给你带来终身的好处。要有耐心，坚持下去，这样的努力是值得的。

练习表 2-6　我最重要的贡献者

1. 生理因素（遗传、药物、疾病、伤害）：

2. 我的个人经历：

3. 我的世界中当前的压力源：

第 3 章 | **克服障碍，做出改变**
Overcoming Obstacles to Change

在本章

» 揭示阻碍改变的信念

» 打破信念束缚

» 侦查自我破坏的行为

» 突破自我破坏的行为

你不想感到沮丧或焦虑，没有人想要。然而，有时你似乎别无选择，只能这样感觉。你想对压力做些什么，但你可能感到不知所措，无能为力。事实是，你可以为自己的困境做些什么。但首先，你必须了解并克服你脑海中阻止你行动和前进的障碍。要意识到，这些障碍可能让人想象得比实际要大，而且似乎是不可能克服的。要知道你可以逐渐做出改变，要知道你有能力。别着急，慢慢来。

本章将帮助你发现那些让你难以解决问题的假设或信念。在确定了阻碍你前进的信念之后，你可以使用工具来消除这些障碍。你还会发现自己是否在无意识地阻碍自己的进步。如果你发现你妨碍了你自己，可以重写你自我挫败的剧本。要明白每个人都有这些剧本，你并不是唯一一个与之斗争的人。

阻碍改变的信念

人们对改变有许多信念或假设，但有一些信念尤其于事无补。例如，有些人认为变化是可怕的，另一些人认为他们不值得快乐，因此不试图改变他们的生活来改善自己的处境。通过窃取你改变的动力，诸如此类的假设会让你陷入抑郁或焦虑的状态。大多数人都没有意识到这些潜在的假设在什么时候以及如何破坏了做出改变的诚挚努力。

本节的测试旨在帮助你发现任何阻碍改变的信念是否会在你的新生之路上造成障碍。在测试之后，你会发现一个练习，通过仔细、诚实地分析每个信念是对你有益还是有害，来帮助你摆脱这些信念。

发现阻碍你前进的信念

人们抗拒改变是因为他们害怕，觉得自己不配得到更好的事物，或者认为自己对现状无能为力。不知不觉地持有这些信念将不可避免地阻碍你走向改变。所以，做下面三个小测试，看看你的脑海中是否存在这些障碍。在练习表 3-1、练习表 3-2和练习表 3-3 中适用于你的每个语句旁边打复选标记。

练习

练习表 3-1　害怕改变的测验

□　1. 如果冒险，我很可能会失败。

□　2. 如果我向别人求助，他们会拒绝我。

□　3. 每当尝试新事物时，我总是设法把它搞砸。

□　4. 每次抱有希望的时候，我都会失望。

□　5. 如果我努力解决问题，我肯定会失败。

□　6. 我宁愿不尝试，也不愿失败。

□　7. 我不认为自己是成功的。

□　8. 我太焦虑沮丧了，无法成功。

练习表 3-2　潜在的不应有信念的测验

　　□　　1. 我不配得到幸福。

　　□　　2. 我对自己的生活不抱太高期望。

　　□　　3. 我觉得自己不如别人有价值。

　　□　　4. 我向任何人寻求帮助都会感到内疚，所以我宁愿不求助。

　　□　　5. 我有一些根本性的问题，这就是我苦恼的原因。

　　□　　6. 我觉得自己不如其他人。

　　□　　7. 当人们对我好的时候，我很不舒服。

　　□　　8. 我觉得别人应该比我得到更多。

练习表 3-3　不公平、不公正信念的测验

　　□　　1. 对我来说，很容易沉湎于生活对我的不公平。

　　□　　2. 我对自己的困境感到无助。

　　□　　3. 我一直在想我是如何被虐待的。

　　□　　4. 我对发生在我身上的所有不好的事感到愤怒。

　　□　　5. 其他人不理解我的生活有多艰难。

　　□　　6. 任何和我生活在一起的人都会忍不住抱怨。

　　□　　7. 几乎没有人能理解我受了多少苦。

　　□　　8. 对我的问题采取一些措施，会在某种程度上淡化我生活中发生的创伤的重要性。

现在你已经做了上面的测试，可能会看到这些信念是否存在于你的脑海中。

» 如果你在"害怕改变的测验"中复选了两个或两个以上的项目，你可能一想到改变就会害怕。

» 如果你在"潜在的不应有信念的测验"中复选了两个或两个以上的项目，你可能会觉得自己不配拥有那些如果做出改变就可能会降临到你身上的好事。

» 如果你在"不公平、不公正信念的测验"中复选了两个或两个以上的项目，你可能会过多地思考你的痛苦，以至于你很难为做出改变调动资源。

» 如果你碰巧在两个或多个测试中复选了两个或两个以上的项目，那么你就有一些工作要做了。

牢记

如果你持有这些阻碍改变的信念，这不是你的错，人们在童年时期或在生活中经历创伤性事件时就会产生这些想法。一些阻碍改变的信念也有一定的道理，比如：

» 生活往往是不公平的。

» 有时感到愤怒是合理的。

» 你不可能总是成功。

然而，每个人都应该感到快乐，包括你自己。你可以在自己所做的事情上取得成功，可以克服发生在你身上的糟糕事情。即使你经历过可怕的创伤，继续前进也不会削弱你所经历的事情的重要性。变得更好只会让你更强大，让你重新生活。

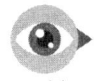
示例

嘉思敏（Jasmine）是两个孩子的母亲，她总是忧心忡忡。吸毒的父母从小就忽视她，现在她对自己的孩子过分保护。最近，她睡眠很差，她最小的孩子有哮喘，她发现自己整晚都在听孩子的呼吸声。当大孩子上学迟到时，她惊慌失措。嘉思敏的医生担心她的血压升高，所以嘉思敏决定采取行动解决她的焦虑和压力。她做了三个阻碍改变信念的测试（在本节前面介绍过），发现了各种各样阻碍改变的信念，其中害怕改变和不应有的信念占了主导地位。随后她填写了三大阻碍改变的信念小结，结果显示在练习表3-4中。

练习表3-4　嘉思敏的三大阻碍改变的信念

1.每当我尝试新事物时，我总是设法把它搞砸。

2.每次我抱有希望的时候，我都会失望。

3.我觉得向任何人寻求帮助都很内疚，所以我宁愿不做。

练习表3-5　嘉思敏的反思

　　我能够看出，我心中确实有一些阻止改变的信念，一直以为这就是自己的生活。但现在我反思了一下，明白了这些信念是如何阻碍我解决问题的。如果我坚持这些假设，什么都不会改变。但是我能做些什么呢？

在下一节中，嘉思敏看到了她可以对自己有问题的信念做些什么。但在看到她的解决方案之前，试着在练习表3-6中填写"我的三大阻碍改变的信念小结"。回到三个阻碍改变的信念测试，看看你复选的项目，然后写下这三个最困扰你、最可能阻碍你做出改变的信念。

练习

练习表 3-6　我的三大阻碍改变的信念小结

1. _____

2. _____

3. _____

在练习表 3-7 中，记下你对这些信念的反思。你学到了什么？你认为这些信念是在帮助你还是阻碍你？记下任何想到的东西。

练习表 3-7　我的反思

_____

_____

_____

_____

冲破阻碍你前进的信念

完成上一节的练习后，你应该知道那些阻碍改变的信念可能会阻碍你的进步。如果你过去曾试图做出改变，但失败了，很可能是其中一个或多个信念造成的。不幸的是，摆脱这些有问题的信念并不像把它们扫地出门那么容易，这不仅仅是一个知道它们是什么并宣布你不再相信它们的问题。幸运的是，有一些工具可以帮助你改变思维方式。

改变信念需要理解你的假设给你带来的麻烦。如果刚刚发现自己的信念是什么，你就不能完全理解它们的利弊。分析优势和劣势有助于实现这一点。

示例

　　嘉思敏填写了一个利弊分析表（见练习表 3-8），这样就可以更充分地理解阻碍改变的信念是如何影响她的。她首先写下阻止改变的信念让她感觉良好和有利的原因，然后写下每一种信念是如何给她带来问题的——换句话说，它是如何阻碍她的。最后，她仔细审查了两份清单，并写下了结论。她为"阻碍改变的三大信念小结"中的每个信念填写了这张表格（这个例子只包括对利弊分析表的两个信念的分析）。

练习表 3-8　嘉思敏的利弊分析表

阻碍改变的信念 1：每当尝试新事物时，我总是设法把它搞砸。	
这个信念的优势	这个信念的劣势
如果不尝试，我就不必冒失败的风险。	当然，这意味着我永远也不会成功。
我不需要经过努力，改变是一项艰巨的工作。	这个信念让我感觉很痛苦。
我不知道为什么，改变是可怕的，这个信念让我无法应对这种恐惧。	因为执着于这个信念，我错过了很多机会。
	即使真的失败了，我也有可能学到一些对生活有用的东西。
	这种观点简直让我无法自拔。

阻碍改变的信念 2：向任何人寻求帮助都会让我感到内疚，所以我宁愿不做。	
这个信念的优势	这个信念的劣势
我不指望任何人帮助我，所以我不会失望。	我没有机会向任何人倾诉我的烦恼。

（续表）

人们不用担心我依赖他们。	我不像以前那样与人亲近。
我不担心任何人，因为他们从不知道我什么时候不开心。	真的很沮丧的时候，我就会变得安静，人们有时会认为我很生气，其实我并没有。
	有时候，每个人都需要别人的一点帮助，如果不寻求帮助，我就处于劣势。

　　在完成了利弊分析表后，嘉思敏花了一些时间来反思。她考虑了她列举的利是不是真正的利，并得出结论，她最初的阻碍改变的信念给她带来的弊大于利。随后，她在练习表 3-9 中写下自己的想法。

练习表 3-9　嘉思敏的反思

　　我意识到如果不尝试，我还是会失败，所以不尝试并不是真正的利。尽管改变可能是一项艰巨的工作，而且看起来势不可挡，但我真的很痛苦。当我想到这一点时，我会从帮助他人中获得满足。所以从逻辑上讲，他们不会介意时不时地帮我。我需要一些帮助，能与人亲近可能会感觉很好。总的来说，这些阻碍改变的信念让我故步自封。

　　显然，嘉思敏可以看出她对变化的假设使她一直处于不稳定状态。现在她已经完成了练习，并对那些假设提出了异议，她可以开始前进了。因为她意识到了这些信念，所以可以随时提防它们再次出现，并提醒自己这些信念的巨大缺点。

　　现在轮到你了。

1. 在练习表 3–10 中，写下每一个阻碍你改变的信念（参见练习表 3–6）。

2. 对于每个信念，写下对你来说是正确的、真实的、有用的所有原因。

3. 对于每个信念，写下论点的另一面；换言之，列出你的信念可能对你造成伤害的所有方式。

练习表 3–10　我的利弊分析表

阻碍改变的信念 1：	
这个信念的优势	这个信念的劣势

阻碍改变的信念 2：	
这个信念的优势	这个信念的劣势

阻碍改变的信念 3：	
这个信念的优势	这个信念的劣势

现在仔细阅读你为每个阻止改变的信念列出的利与弊。反思这些利，你可能会发现它们实际上并不都那么有利。权衡坚持信念的利与弊，并把你所有的想法写在练习表 3–11 上。

练习表 3-11　我的反思

_____

_____

_____

_____

_____

牢记

如果你在这些练习中卡住了，或者如果你认为阻碍改变的信念利大于弊，考虑与你的咨询师或亲密的朋友谈谈，以获得进一步的帮助和建议。

寻找自我破坏的行为

克服焦虑或抑郁是困难的，有时甚至令人恐惧（即使是积极的变化也会让大多数人感到恐惧！）。因此，人们倾向于抵制、逃避或拖延解决问题，这意味着你必须警惕自我破坏。

自我破坏指的是你为了避免解决和纠正自己的问题所做的事情，它以各种形式和伪装出现。

有些人通过告诉自己改变不可能来自自我破坏；另一些人则通过寻找理由推迟处理他们的问题来打败自己。你逃避改变的原因是什么？

填写练习表 3-12 中的检查表，看看你是否陷入了自我破坏的陷阱。检查你脑海中的所有陈述。

练习

练习表 3-12　　阻碍改变的清单

☐　　1. 我的处境是绝望的。

☐　　2. 因为自己的过去，我永远不会好起来。

☐　　3. 我想等到合适的时机再做出改变，但那个时机永远不会到来。

☐　　4. 在愿意冒险改变之前，我想要得到一个我将会变得更好的保证。

☐　　5. 我有很多借口不去处理自己的问题。

☐　　6. 如果一件事不能马上见效，我很难坚持下去。

☐　　7. 当我试图解决自己的问题时，有时会感到困惑或不知所措。

☐　　8. 如果没有 100% 成功，我会对自己非常挑剔。

☐　　9. 如果我做得很好，我会很难相信自己。

☐　　10. 我想要快速见效，否则我就没有动力去尝试。

☐　　11. 我总是沉湎于过去的失败，以至于很难尝试新事物。

☐　　12. 我的抑郁或焦虑是生理上的，所以我对此无能为力。

　　不难看出，这样的想法会让你陷入困境，阻碍你做出积极的改变。然而，几乎每个人都会有意无意地或多或少地进行一些自我破坏。

警告

　　当你发现自己在自我破坏时，不要打击自己，让问题变得更糟。自我批评只会导致更多的自我破坏。与之相反，要监控你的自我破坏的想法。当你觉得它们挡了你的路，用下一节介绍的自我破坏日记反击和反驳它们。

停止自我破坏

在本书中，我建议你写下你的想法、感受、信仰和生活事件，这是因为书写是对抗问题情绪、整理问题、获得重要见解和解决问题的宝贵工具。在本节中，我邀请你在日记中追踪和记录你不可避免的自我破坏行为和想法。但首先，看看莫莉（Molly）是如何填写她的自我破坏日记的。

莫莉是一位成功的 IT 经理。她的同事们并不知道她患有焦虑和抑郁，她担心别人会发现自己不配获得成功。她意识到，在过去的十年里，她在追求事业时忽略了朋友和家人。现在她感到孤独和沮丧，成功并没有给她带来她所期望的快乐，她的焦虑和抑郁只会加剧。莫莉去看了心理医生，跟医生一起找出了她的自我破坏方式。她开始写日记，记录自己的自我破坏行为和对这些行为的反应。练习表 3-13 包含了莫莉五天的日记。

现在是你写自我破坏日记的时候了，记住不要着急。

1. 在练习表 3-14 的中间一栏中，写下当天你觉得会限制你克服焦虑或抑郁的努力的所有想法或行动。如果你被卡住了，参见练习表 3-12 阻碍改变的清单。

2. 在右栏中，写下你认为自我破坏可能有多大帮助（如果有的话），以及你能找到的反对它的理由。

3. 坚持写日记至少一周，如果你继续看到很多的自我破坏行为，请坚持更长的时间。

练习表 3-13　莫莉的自我破坏日记

日期	自我破坏行为	对自我破坏的反思
周日	今天下雨了，所以我不想听心理医生的建议去健身房。	显然，这样做没有什么帮助。我在找借口。每个人都有这样的时候，但我希望下次能突破借口。
周一	我的车被停车场的一根杆子刮坏了。我很沮丧，这毁了我的一天。搞砸的时候，我会恨自己。	我想，自我发泄没什么用。如果想在生活中有所成就，我就需要接受自己的缺点和不完美。
周二	我本应该为我的治疗师完成一项练习，但我太忙了。	哇，我想这只是另一个借口。这个练习只需要十分钟，下次我会留意这个借口的。
周三	一个客户称赞我的工作，我无法接受他的赞美。我把功劳给了别人。	这对我没有帮助。我倾向于低估发生在我身上的积极的事情，难怪我的自尊有时会受到伤害。
周四	我今天的任务是约一个朋友出去喝咖啡。当开始考虑打电话时，我感到困惑和迷失，所以我没有打电话。	当试图做一些困难的事情时，我就会变得非常焦虑，无法清晰地思考。我需要慢下来，给自己一些时间，放松一下——然后再回去。

练习表 3-14　我的自我破坏日记

日期	自我破坏行为	对自我破坏的反思
周日		
周一		
周二		
周三		
周四		
周五		
周六		

警告

批评自己的破坏行为只会导致更多的破坏，一定要停止这种循环！

你 可 以 在 www.dummies.com/go/axiety&depressionworkbook fd2e 下载此表格的副本。

重写你的自我破坏剧本

你的大脑会创造故事——关于你自己、你的生活和你的世界。如果你觉得陷入困境，你的故事很可能被失败的主题所掩盖。在你的脑海中可能有一部以你为中心人物的长时间上演的戏剧，这个角色有一系列的不幸、失败和错失的机会。如果这听起来很熟悉，那么是时候重写剧本了。试着为你和你的生活创造一个能让你成功的新故事。但请记住，除了成功之外，新故事还需要包含现实的挣扎和困难。毕竟，生活不是童话。

示例

在外界看来，莫莉是成功的；从内心看，她觉得自己像个骗子。练习表 3–15 说明了她的个人经历。

莫莉努力改写剧本。写完后，她一个月来每天都在读她的新故事。尽管花了一段时间她才开始相信这个新故事，但渐渐地，她开始从新的角度看待自己的生活。练习表 3–16 包含她修改后的故事。

练习表 3–15　莫莉当前的生活剧本

我也许有钱，有点声望，但都不是我应得的。我认为自己没有足够的才能胜任现在这个职位。没人喜欢我，因为我脾气暴躁。我没有朋友，也没有亲密的家人。我和其他人不一样，永远不会真正融入。我会孤独地死去，被人遗忘。

我的生命毫无意义。

练习表 3-16　莫莉的新生活剧本

　　我有一份好工作，是我努力才得到的，我不需要贬低自己的成就。是的，我有时确实易怒，但谁不是呢？此外，我有能力学习新的东西，而且我正在努力克服易怒的毛病。我没有很多朋友，因为我是个工作狂。这对我来说将是一场斗争，但我认为自己会减少一些工作，结交新朋友。我要让生活更有意义，首先，我打算做一些志愿者工作。

练习

　　现在轮到你了，请遵循以下说明：

1. 在练习表 3-17 中，写下你当前的生活剧本，包括你如何看待现在和未来的自己，如何看待你的成就、人际关系和失败？
2. 在练习表 3-18 中，写一个新的生活剧本。一定要包括你对希望、改变、可能性和奋斗的想法。
3. 连续一个月每天阅读你的新生活剧本。如果认为合适，可以随意对其进行更改。

练习表 3-17　我现在的生活剧本

练习表 3–18　我的新生活剧本

第 4 章 | **注意你的情绪**
Minding Your Moods

在本章

　　"自动驾驶"并不是克服焦虑或抑郁症状的正确设置，你得自己开车，学会从自我觉察开始。本章提供了察觉你的感受、想法和生活中所发生事情之间关系的指导。

　　从监测你的身体对事件的反应开始，这些信息可以帮助你更好地意识到抑郁和焦虑的身体因素。接下来，记录你的感受。有些人不善于识别他们的感受，所以本章给你一个全面的关于感受的词汇列表。然后观察事件、感受和身体感觉是如何携手并进的。最后，你会发现自己越来越意识到想法是如何与感受、事件和身体感觉联系在一起的。要想感觉更好，首先要理解这些联系。

解读身体信号

　　当你感到焦虑时，你的心跳可能会加速，手可能会出汗。食欲和睡眠的变化可能伴随着悲伤和抑郁的感受，这些生理反应表明体内正在发生重要的事情。监控身体感觉可以让你提前警告情绪风暴正在酝酿。

示例

　　当医生诊断他患有抑郁症时，泰勒很惊讶。在疫情大流行期间，他在家里练习表现不佳。他发现很难完成练习，感到孤立，难以集中注意力。他的朋友说他与自己的感情脱节，泰勒开始通过每天监测身体感觉来理解身体的信号。他填写了练习表 4-1 所示的身体反应监视表。每当感到身体不舒服时，他都会记下来，包括当时发生的情况。

练习表 4-1　泰勒的身体反应监视表

身体反应	肌肉紧绷	我的身体有何感觉
我感到肩膀和背部疼痛	这是什么时候发生的？我在做什么	星期一上午，我正和老板一起研究这个新项目
呼吸 / 心跳加快	我能感觉到呼吸急促且浅	周二晚上，我和前妻正在聊天
胃肠道症状，如胃部不适、便秘或腹泻	无	
磨牙	我的下巴疼，睡觉时还一直咬着面颊	我的牙医给我装了一个夜间护具。他说很多人在疫情大流行期间需要它们
感觉喉咙或胸部发紧	哦，是的。每当觉得有人在评判我的时候	几乎每天都有，正在工作或和前妻在一起
乏力	我的身体感觉很沉，感觉就像在泥泞中行走	最近，我每天都有这种感觉
难以入睡、醒得早或睡得太多	我醒得很早，而且醒了就再也睡不着了	大多数时候，尤其是我担心的时候
感觉又热又红或又冷又发抖	无	
头疼	本周没有	
姿态	我发现自己走路都弯着腰，一直瘫坐在办公桌前	我在办公桌前坐了很长时间后才注意到这一点
身体反应	我的身体有何感觉	这是什么时候发生的？我在做什么
头晕、空虚、迷失方向和注意力不集中	昏昏沉沉的	周六早上付账单之前。几乎每天都集中精力工作
与节食无关的食欲或体重变化	我不像以前那样享受自己最喜欢的食物了	一年来第一次和朋友出去吃饭，薯条都没吃完

在填写完身体反应监视表后，泰勒花了一些时间来反思练习（见练习表4-2）。

练习表4-2   泰勒的反思

我注意到自己的身体似乎会对生活中发生的事情做出反应，以前真的不知道。这些感觉不太舒服，也许医生说得对，我很抑郁。我意识到和我前妻或老板谈话让我感觉很奇怪，压力很大。我还担心自己的财务状况，尽管我一直不想承认。和许多人一样，这场疯狂的疫情大流行让我生活中的一切都变得更糟。既然知道了这一切，我真的想做点什么让自己感觉更好一些。

练习

现在填写你自己的身体反应监视表（见练习表4-3），并记录你对练习的反思（见练习表4-4）。

1. 每天一到两次，回顾左栏中的每个身体反应。

2. 如果你经历了某一特定类别中的某种反应，请在中间一栏详细说明你的身体是如何反应的。

3. 记录身体反应发生的时间以及当时发生了什么。这些信息将帮助你将事件和反应联系起来。

4. 完成监视表后，花点时间思考你所看到的，记下你的反思。

请访问 www.dummies.com/go/axiety&depressionworkbookfd2e 获取此表格的副本。将它们放在钱包或公文包中，或在手机上拍照，这样当你有不愉快的身体感觉时，就可以随时使用。

练习表 4-3　我的身体反应监视表

身体反应	我的身体有何感觉	何时发生的？我正在做什么
肌肉紧绷		
呼吸／心跳加快		
胃肠道症状，如胃部不适、便秘或腹泻		
磨牙		
感觉喉咙或胸部发紧		
乏力		
难以入睡、醒得早或睡得太多		
感觉又热又烫或又冷又发抖		
头疼		
姿态		
头晕、空虚、迷失方向和注意力不集中		
与节食无关的食欲或体重变化		

练习表 4-4　我的反思

连接身心

当你变得更善于观察自己身体的信号后，是时候把精神和身体状态联系起来了。感觉词汇可以连接并标记这些组合的状态。如果你不习惯描述自己的感受，花点时间看看下面表格中的单词列表，想想它们是否适用于你。慢慢来，不要着急。

练习

使用练习表 4-5 中的"每日不愉快情绪清单"，连续一周每天记录你的情绪。有关积极情绪的练习参见第 18 章。

1. 阅读图表顶部的感觉词汇列表。如果表达你感受的词不在列表中，一定要加上它。

2. 写下每一天所有描述你情绪的词汇。每天都会经历至少几种情绪。

3. 在一周结束时，回顾你的清单，写下最普遍的感觉。使用练习表 4-6 对练习进行反思，你对自己的感觉有什么发现吗？

练习表 4-5   每日不愉快情绪清单

可能的情绪
• 悲伤：失望、悲惨、绝望、沮丧、悲痛、无趣、意志消沉、灰心、悲伤、郁闷、忧郁、空虚、毫无价值
• 恐惧：恐慌、担忧、紧张、担心、胆怯、恐惧、忧虑、不安、烦恼、能力不足、焦虑不安、害怕、神经过敏
• 羞愧：内疚、悔恨、懊悔、尴尬、丢脸、羞辱、信心不足
• 愤怒：愤慨、痛苦、狂怒、怨恨、疯狂、烦恼、易怒、愤愤不平、受挫

日期	情绪
周日	
周一	
周二	
周三	
周四	
周五	
周六	

练习表 4-6　我的反思

把事件、情绪和感觉联系起来

　　当你读到这一节时，应该更多地意识到自己的身体是如何对生活中的事件做出反应的。多亏了上一节中的"每日不愉快情绪清单"，你才有了描述自己精神和身体状态的词汇。是时候把这些身体感觉词汇与触发它们的事件联系起来了。

示例

　　嘉思敏经常担心和焦虑。她认为自己的担忧主要集中在孩子身上，但有时不知道她的焦虑来自何处。她填写了一份心情日记来帮助她。她特别注意身体的信号，每当感到不愉快时就把它们记下来。然后，她寻找一个能捕捉她情绪的感觉词汇。她将情绪和感觉从 1（几乎察觉不到）到 100（最高）进行评分，然后问自己，当她发现自己痛苦时发生了什么事。练习表 4-7 是嘉思敏心情日记的样本，具体来说，这是一份记录，记录了嘉思敏在四天内注意到的不良情绪。

练习表 4-7　嘉思敏的心情日记

日期	感受和感觉（1~100分）	对应的事件
周日	恐惧、胸闷（70）	我想着明天早上要去上班
周二	愤怒、颤抖（85）	秘书把我的日程安排打乱了
周四	担心、胸闷（60）	我的孩子感冒了，我担心她会哮喘发作
周六	紧张、肩膀紧张（55）	我要去参加一个聚会，在那里我认识的人不多

嘉思敏连续几周记录自己的情绪。在研究了她完整的情绪日记后，她得出了一些结论，见练习表 4-8。

练习表 4-8　嘉思敏的反思

嗯，我很惊讶。我以为自己只担心孩子们，事实上，工作让我很激动，冲突对我来说也不容易。我最好做点什么。羞怯也阻碍了我，我没有意识到经常有这种感觉。

练习

现在轮到你填写情绪日记了（见练习表 4-9）。这个练习可以为你提供宝贵的信息，让你了解那些一直让你痛苦的模式和问题。了解这些可以帮助你看到生活中需要改变的地方。这个练习也为改变你的思维奠定了基础，这在本书的第二部分中有介绍。

1. 在至少一周的时间，注意你身体的信号，每当你感到不舒服的时候就把它们写下来。

2. 寻找一个能抓住你感觉的词汇，并把它记下来。参考本章前面的"每日不愉快情绪清单"，以帮助找到正确表达感觉的词汇。

3. 以 1（几乎无法检测到）到 100（最大）的强度等级评定你的感觉。

4. 问问自己，当你开始注意到自己的情绪和身体信号时，发生了什么。相应的事件可以是在你的世界中发生的事情，但事件也可以是在你脑海中运行的想法或图像的形式。要具体且明确，不要写一些过于笼统的话，比如"我讨厌我的工作"。相反，问问自己在工作中发生了什么你不喜欢的事情。

5. 检查一下你的情绪日记，看看你是否能得出什么结论，或者对你的身体信号来自哪里有什么新的见解。在练习表 4-10 中写上反思的话。

练习表 4-9　我的情绪日记

日期	感受和感觉（1~100 分）	对应的事件
周日		
周一		
周二		
周三		
周四		
周五		
周六		

练习表 4-10　我的反思

_____

_____

_____

_____

_____

_____

　　请访问 www.dummies.com/go/axiety&depressionworkbookfd2e
获取更多的情绪日记副本。继续填写表格几周，以获得最大
收益。

成为思想侦探

想象你自己晚上在一个停车场。你累了，倒车撞上了水泥杆。碎裂声。你的反应是什么？你是否有过这样愤怒的想法："是谁把水泥杆子立在这儿?!"你是否对维修费用感到焦虑和担忧？还是因为你认为自己粗心大意而感到心烦意乱？

任何人在撞坏了自己的车之后都可能会感到心烦意乱。然而，如果你的想法是强烈或持续的，它们就为你的消极思维习惯提供了线索。这些习惯决定了你如何解释事故，从而决定了你对事故的感受。如果你感到非常担心，那可能是因为你有很多焦虑的想法。如果事故让你过度消沉，你可能容易产生抑郁的想法。

"思想追踪器"向你展示了情感、事件和思想是如何联系的——它们为你展示了一切。当你感到沮丧时，你在对自己说什么？看看莫莉、泰勒和嘉思敏是如何完成他们的"思想追踪器"的，然后再自己尝试一下。

示例

一天晚上，莫莉开车撞上了一根电线杆。在过去的一周，每当她注意到不安的情绪时，她的心理医生都会让她填写"思想追踪器"。因此，当晚晚些时候，她完成了一份关于该事件的"思想追踪器"（见练习表 4-11）。

工作表 4-11　莫莉的思想追踪器

感受和感觉 （1~100 分）	对应的事件	想法 / 解读
绝望（70）；恶心	压碎了我的汽车挡泥板	真不敢相信我这么做了。我真是个白痴，同事们都会注意到的
紧张（90）；后背和肩膀都很紧绷		我没时间处理这些。我得打电话给保险公司，估计一下修理费用，并安排替代交通工具。我已经感觉工作落后很多了，现在绝对不能按时完成了

　　可能看起来很奇怪，第二天晚上，泰勒也把他的车撞到了同一根杆子上。他填写了一份关于该事件的"思想追踪器"（见练习表 4-12）。

工作表 4-12　泰勒的思想追踪器

感受和感觉 （1~100 分）	对应的事件	想法 / 解读
愤怒（80）；脸红、呼吸急促	我开新跑车撞了那该死的电线杆子	没有人有充分的理由在那里放一根电线杆子！我应该起诉这个停车场
悲伤（65）；劳累		这太可怕了。那辆车我才买了三个月，车毁了以后就不一样了。坏事总是发生在我身上

　　你可能会觉得难以置信，但一周后嘉思敏碰巧出现在同一个停车场。汽车似乎都被那根电线杆子吸引了，像莫莉和泰勒一样，嘉思敏也完成了"思想追踪器"（见练习表 4-13），追踪她与烦人的电线杆子的冲突。

工作表 4–13　　嘉思敏的思想追踪器

感受和感觉 （1~100 分）	对应的事件	想法 / 解读
恐慌（95）；恐惧、出汗、呼吸急促、头晕	我开车撞上了电线杆子	一开始，我以为我可能撞到别人的车，可能会伤害到别人。我从来都不知道该怎么处理这种事。我可能会失去驾照，或者保险公司会赔我。丈夫会对我大发雷霆，我无法忍受他生我的气

　　三个人，同一件事，你可以看到他们的想法是如何影响他们的感觉的。他们三个人都以独特的方式看待这件事，因此他们的感受也不一样。莫莉担心事故的后果，情绪低落。由于她对事件的解读，莫莉有焦虑和抑郁的风险。泰勒生气了，把车祸搞得一团糟，他往往有愤怒和抑郁的问题。另一方面，嘉思敏恐慌到极点，她的反应是她经常与焦虑和恐慌作斗争的产物。

　　有时人们会说，当他们感到苦恼时，他们真的不知道自己的脑子在想什么。他们知道自己的感受，也知道发生了什么，但他们根本不知道自己在想什么。你也可能会遇到此问题。如果是这样的话，回答练习表 4–14 中关于伴随你困难情绪的事件的问题。

　　"思想追踪器"为你提供了重要的信息，让你了解你的大脑如何解读事件及你的相关感受。这就是为什么我们建议你经常这样做。请参见第二部分，了解改变思维习惯和改善情绪的方法。

　　"思想追踪器"展示了你对事件的思考方式如何影响你的感觉。悲伤的感觉不可避免地伴随着失落、自我价值低下或被拒绝的想法，焦虑或担心的感觉则伴随着对危险、脆弱或可怕结果的想法。要完成练习表 4-15 中的思想追踪器，请遵循以下说明：

1. 注意你身体发出的信号，每当你感到不愉快时，就把它们写下来。

2. 找一个能表达你情绪的词汇，也记下来。参考本章前面的"每日不愉快情绪清单"寻求帮助。

3. 以 1（几乎察觉不到）到 100（最大）的强度等级评定你的感觉。

4. 问问自己，当你开始注意到自己的情绪和身体信号时发生了什么。相应的事件可以是在你身上发生的事情，但事件也可以以在你脑海中运行的想法或图像的形式出现。要具体且明确，不要写一些过于笼统的话，比如"我讨厌我的工作"。相反，问问自己在工作中发生了什么你不喜欢的事情。

5. 在"想法／解读"一栏中记录你的想法。描述你是如何理解、解读或思考这个事件的。如果你在思考这件事时有困难，可以参考前面的"思想追踪器"。

注意到你的思维有什么模式吗？这些想法是否与某些类型的感受有关？花时间使用练习表 4-16 反思这一练习。

练习

练习表 4-14　我的想法记录

1. 这件事对我的生活有什么意义？

_____

_____

_____

2. 这件事会影响我的未来吗？

_____

_____

_____

3. 这件事有什么让我困扰的？

_____

_____

_____

4. 这个事件是否反映了我的个性？

_____

_____

_____

5. 当我注意到这件事时，我脑子里在想什么？

_____

_____

_____

工作表 4-15　我的思想追踪器

感受和感觉 (1~100 分)	对应的事件	想法 / 解读

练习表 4-16　我的反思

PART 2

关注思想：思维疗法

在本部分

☑ 理解思维和情绪之间的关系

☑ 检查思维扭曲

☑ 寻求正义，重塑思维

☑ 深挖无用的假设

☑ 接受并与当下联系起来

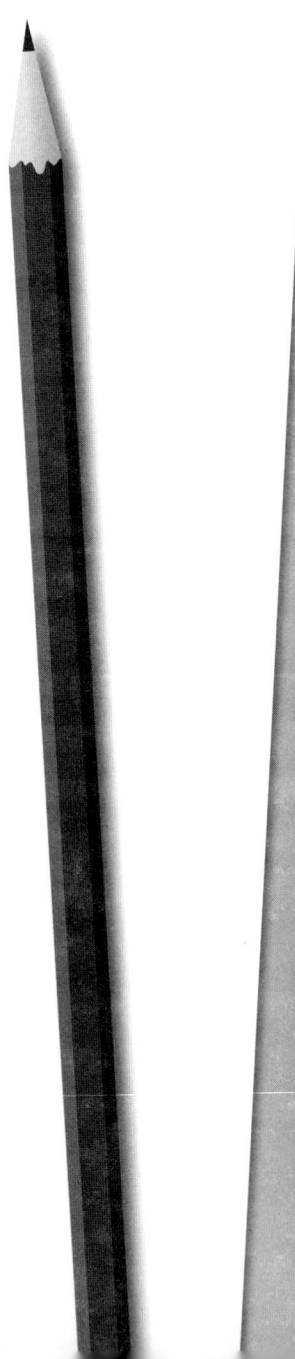

第 5 章 | 理清扭曲的思维
Untangling Twisted Thinking

在本章

» 发现思维中的扭曲

» 预先判断自己

» 分配责任

本章帮助你将认知疗法的原则应用到你的困难情绪中。认知疗法的前提是，你对事件的解读或思考方式在很大程度上决定了你的感觉。认知疗法的伟大之处在于，改变你的思维方式会改变你的感觉。

所有人都有一些与现实不符的想法，心理咨询师称之为扭曲的思维。扭曲的意思是你的思维不能准确地反映、预测或描述正在发生的事情。你有没有在夜里听到过把你吵醒、吓到你的声音？也许你的脑海里充满了恐惧的想法和有人闯入你家的画面。这种想法很少是正确的。通常情况下，噪声来自风或地板的吱吱声。但当你在夜里听到撞击声时，你的恐惧是真实的。你的想法虽然可以理解，但却是扭曲的。

也许你给同事发了一条带着新想法的短信，过了几天没有得到回复。你可能会得出一个扭曲的结论，这个同事：

» 认为你和你的想法是愚蠢的，不值得考虑。

» 没注意到这个短信。

» 粗鲁且不体贴。

你决定当面质问你的同事，却发现你的短信从未发出过。所以你之前所有的假设都是扭曲的，你的结论也不正确。

扭曲的思维既可能过于积极，也可能过于消极。例如，疫情大流行期间的隔离和孤独造成了人类痛苦的浪潮。告诉那些遭受情绪困扰的人不要再软弱，振作起来，至少他们没有死于新型冠状病毒感染或住在重症监护室，也没有破产或无家可归，这是没有帮助的。抑郁和焦虑症状不能通过过度积极的想法来消除。

当扭曲的思维导致抑郁和焦虑时，它就是一个问题。尽管人类大脑可能有无数种扭曲现实的方式，但以下三种类型的扭曲尤其常见：

» 现实干扰器。

» 判断错误。

» 归咎于错误的来源。

虽然本章对不同类型的认知扭曲进行了区分，但在现实中，它们经常重叠或成群存在。换句话说，一个单一的想法可能包含多个现实干扰器、错误判断和被误导的指责。

现实干扰器（Reality Scrambler）简介

现实干扰器会扭曲你对世界和发生在你周围的事件的感知，它会扭曲你对实际发生的事情的看法。你可能不知道现实干扰器会影响你的思维，但如果你稍微思考一下，你可能会发现它确实会影响你的思维。

现实干扰器由以各种方式进入大脑的扭曲信息组成。例如，假设一个抑郁的人在工作中收到了令人满意但不突出的绩效评估，他很可能会把这件事放大，把它变成一场彻底的灾难，因为他认为自己是个毫无价值的人。抑郁症患者倾向于夸大负面信息，这种现实干扰器的行为被称为灾难化。如果没有干扰，事实只是他的表现被认为是平均水平，尽管他会更喜欢一个更好的评分。

这个练习向你展示了现实干扰器会如何影响你的思维，并最终影响你的感觉。

练习

1. 阅读练习表 5-1 中每种类型的现实干扰器的描述和附带的例子。

2. 想想你的想法何时可能受到了现实干扰器的影响。

3. 反思并写下任何可能被现实干扰器扭曲的特定想法的例子。

　　如果你不能为每种类型的思维扭曲想出一个例子，那也没关系。在本章后面有更多的练习来了解现实干扰器是如何工作的。

练习表 5-1　现实干扰器练习

---

1. 灾难化：你的大脑放大了不愉快事件的可怕程度，最小化了关于你自己、你的世界或你的未来的任何积极的价值和重要性。例如，你已经存够了买车的首付款，你到了经销商那里，你想要的车因为缺少电脑芯片而没有了。你惊呆了，开始在网上快速搜索在其他地方购买这辆车，但没有一款车型是在售的，即使是在外地。你对这个世界和那个可怜的销售员都很愤怒，这是怎么搞的？然而，如果不灾难化，你就会意识到可以订购一辆车，节省你的钱，甚至可能有一点多余的现金。

---

2. 过滤：你的大脑会搜索阴郁、黑暗或可怕的数据，过滤掉更积极的信息。结果并不令人惊讶，这个世界（或你自己）看起来比实际上更暗淡或可怕。例如，你被老板遣送回家，因为你接触了新冠病毒检测呈阳性的人。你认为自己可能会生病，可能会住院，甚至可能会死亡。你打电话给哥哥道别，他提醒你说你已经打了疫苗，戴了口罩，你的工作场所已经加强了通风。过滤带给了你最黑暗的结果，而不是一个更合理的结论。

---

3. 非黑即白，非全即无：你的头脑对事件和性格的看法非黑即白，没有灰色地带。持这种观点的人可能会因为一次争吵就结束一段长期关系，他们的结论是，一个曾经被爱和关心的人现在是敌人。或者一个青少年注意到自己脸上的瑕疵，就认为自己看起来很糟糕。这种两极化思维的问题在于，它是不可避免的失败、失望和自虐的完美开端。

（续表）

---

4. **排除证据**：你的大脑会排除与消极想法相矛盾的证据。举个例子，假设你正在准备一篇演讲稿，想到演讲的时候，你会害怕得说不出话来。你的大脑自动忽略了这样一个事实：你之前发表过无数次演讲，从来没有如此害怕自己说不出话。

---

5. **过度以偏概全**：你看到一个单一的、不愉快的事件，并认为这个事件代表了一个普遍的、无情的趋势。例如，妻子告诉丈夫她很生气，因为他总是迟到，但实际上，他只有 10% 的时间迟到。像"总是"和"从不"这样的词是过度以偏概全的线索。

---

6. **读心术**：你假设自己知道别人在想什么，而不去检查核实。因此，当你的老板走过你身边没有打招呼时，你会想："她真的很生我的气，我一定把事情搞砸了。"事实上，她只是分心了。

---

7. **情感推理**：你把感情当作事实。例如，如果你感到内疚，就断定你一定做错了什么。或者，如果你不想治疗你的抑郁症，你就会认为这意味着自己没有能力。如果你害怕某件事，那么它一定是危险的，因为你害怕它。

---

8. **不可靠的预测**：你在没有任何实际证据的情况下假设一个消极的结果。例如，你和你的伴侣发生了争吵，就认为他 / 她一定会离开你。或者你避免在高速公路上开车，因为你确信自己会出车祸。

在思想追踪器（Thought Tracker）上记录现实干扰器

追踪你的想法，寻找其中的扭曲有助于理清你的思路，进而开始改善你的心情。在你开始使用你自己的思想追踪器之前，看看布拉德福德（Bradford）（见练习表 5-2）和希拉（Sheila）（见练习表 5-3）在追踪他们的思想并分析他们的现实干扰器时发现了什么。

练习表 5-2　布拉德福德的思想追踪器

对应事件	想法 / 解读 / 感受	现实干扰器
我的老板说我们必须提高生产率。	我讨厌这份工作，老板一定恨我，情况永远不会好转。我不可能达到这个标准，然后会怎么样？我感到沮丧和焦虑，胸部感觉很紧。	灾难化、读心术、非黑即白、过度以偏概全、不可靠的预测。
我对那所房子的出价落空了。房地产经纪人说我们可以在另一套房子上得到同样好的交易。	我再也找不到这么好的交易了。这种事对我来说从来都没用。我不知所措，厌倦了这一切，感觉很难过。	过度以偏概全、非黑即白、排除证据。

练习表 5-3　希拉的思想追踪器

对应事件	想法 / 解读 / 感受	现实干扰器
杰森（Jason）放学回家晚了 20 分钟。	他从来没有这么晚过，我的直觉告诉我，一定发生了可怕的事情。我感到恶心、恐慌、发抖。	情绪化的推理、不可靠的预测。
收拾房子准备开派对。	没人会来的。我知道大家都来参加了上次的派对，那是他们觉得非来不可。尽管他们说玩得很开心，我知道那只是出于礼貌。我太紧张了，感到胃不舒服。	不可靠的预测、读心术、排除证据。

现在你已经看到了现实干扰器发生作用的几个例子，是时候接受挑战了，看看你是否能在不同的情况下挑选出现实干扰器。练习表 5-4 提供了一个不完整的思想跟踪器，其中包含来自各种人物和事件的样本。回顾所提供的事件、思考对这些事件的解读，然后填写你认为适用的现实干扰器。答案在后面，不要偷看！

练习

练习表 5-4　现实干扰器思想追踪器练习

对应事件	想法 / 解读 / 感受	现实干扰器
情景 1 妻子说我胖了一点。	这是真的。我完全放任自流了，可能会死于心脏病。我感觉失控了，所以我一定没有意志力。我感到痛苦、尴尬，厌倦了这一切。	
情景 2 我被任命为系主任。	院长在陷害我，他想摆脱我。我会得到更多的钱，但得到这份工作的唯一原因是因为没有其他人想要它。我紧张、恍惚、不安。	
情景 3 有个混蛋用钥匙划坏了我的车。	这种事总是发生在我身上，要花一大笔钱才能修好。我只是很痛苦，背和脖子很疼，觉得什么东西都不适合我。	

以下是思想追踪器现实干扰器练习的答案。如果你的答案不完全匹配，也不要担心——关键是要学会观察发生作用的干扰。有时，所涉及的确切干扰是有争议的。

» **情景 1**：灾难化、不可靠的预测、非黑即白、情绪化的推理。

» **情景 2**：排除证据、读心术、过滤。

» **情景 3**：灾难化、过度以偏概全、不可靠的预测。

　　是时候开始追踪你自己的想法，寻找可能的现实干扰器了。这个过程可以帮助你看到，你的一些不愉快的感觉实际上来自你的大脑对世界上发生的事情的错误理解。下面的说明将指导你在练习表 5–5 中建立你自己的思想追踪器，关于思想追踪器更完整的信息，请参见第 4 章。

练习表 5–5　　思想追踪器现实干扰器练习

对应事件	想法 / 解读 / 感受	现实干扰器

练习

1. **问问自己，当你开始注意到自己的情绪发生变化并变得更加消极时，到底发生了什么。**简要总结那件事。事件可以是你现在正在发生的事情，也可以是你脑海中闪现的一个想法或画面。记录事件时要具体且明确，不要写一些过于笼统的话，比如"我讨厌我的工作"。相反，问问你自己工作中发生了什么你不喜欢的事情。在你记录下事件后，注意并写下你的感受和情绪。

2. **在适当的栏中记录你的想法，描述你如何感知、解读或思考这件事。**如果你觉得很难理清自己对这件事的想法，请参考第 4 章中的思想查询测试。

3. **使用本章前面列出的现实干扰器，记录下你认为正在起作用的干扰因素。**

如需此表格的额外副本，请访问 www.dummies.com/go/anxiety&depressionworkbookfd2e。

在完成练习表 5-5 的练习时，你能在自己的思维中找到现实干扰器吗？如果是这样，你可能会开始质疑自己对事件的想法是否总是准确的。有了这种怀疑，就有可能从不同的角度看问题——实际上，是更现实的角度。在练习表 5-6 中记录你的想法。这些策略开始动摇你的思维（参见第 6 章获得更准确的感知策略，以取代扭曲思维）。

练习表 5-6　我的反思

_____

_____

_____

_____

_____

做出错误的判断

你对自己和自己行为的判断也会扭曲。抑郁和焦虑的头脑倾向于严厉地批评、评判和自我虐待。为什么这是个问题呢？因为自我评判是另一种形式的自我破坏。尽管你可能不这么认为，但自我批评并不能激励你做任何积极或有成效的事情。相反，这只会让你感觉更糟，让你没有精力去改变。

扭曲的自我判断有三种不同的形式：

» 责怪。

　　» 批判性比较。

　　» 讨厌的标签。

责怪自己

　　我最喜欢的一句话来自心理学家阿尔伯特·埃利斯（Albert Ellis，1913—2007）博士。他说："不要再责怪自己了。"这句话对我做心理学医生时见过的大多数客户以及朋友和家人来说都是很好的建议。我必须承认，作为人类，我偶尔也会成为"责怪暴政"的受害者。责怪包括通过告诉自己在某些方面应该或表现得不一样来贬低自己，它可以针对过去、现在或将来的行为。责怪打乱正确的自我评价，把它们变成自我批评。

　　为了确定你的自我责怪，完成练习表 5–7 中的测试，在你脑海中的每个想法旁边打一个复选标记。

练习表 5–7　责怪的自我测试

　　☐　　我早该知道的。

　　☐　　我不应该吃那么多。

　　☐　　我应该成为一个更好的人。

　　☐　　我不应该那么回避别人。

　　☐　　我应该更小心的。

　　☐　　我不该有扭曲的想法！

　　☐　　我不应该这么暴躁。

　　☐　　我不应该犯这么多错误。

　　☐　　我应该能够在我的生活中承担更多的风险。

（续表）

☐　我应该多锻炼。

☐　我应该对人更友善。

☐　我不应该为这些事心烦意乱。

那么这些想法有什么问题呢？（我几乎能听到你在想，"但我应该少吃点，做一个更好的人，或者不要对事情心烦意乱！"）好吧，并没有明确的规则规定你应该或必须以某种方式行动或思考。责怪是一种让你感觉不好的批评，因为内疚和羞愧不会激发积极的行为。责怪没有任何帮助。你不应该责怪自己，开个玩笑。

责怪自己的替代选择是认识到换个方式做事可能是个好主意，但拒绝进行严厉的自我评判。在你开始自己的责怪替代选择之前，你可以在练习表 5-8 中阅读扎拉（Zara）的责怪陈述，看看她是如何给自己提出责怪替代选择的。

练习

回顾你在"责怪的自我测试"中打复选标记的项目（见练习表 5-7），并倾听你的自我对话，然后按照以下说明填写练习表 5-9 中的"我的责怪替代选择练习"：

1. 感到沮丧时，关注你对自己说的话。

2. 每当你告诉自己"我应该"或"我不应该"时，都要倾听。

3. 在左栏记录这些陈述。

4. 为每个"应该"语句提出不同的观点，并将它们写在右栏中。"更喜欢""愿意""希望"和"会更好"等词将是"应该"的很好的替代选择。

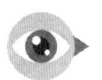
示例

练习表 5-8　扎拉（Zara）的责怪替代选择练习

责怪陈述	责怪替代选择练习
我不应该经常生气。	我希望我不要经常心烦意乱，但我确实如此。我正试着把放松作为另一种选择。
我不应该经常心情不好。	我不喜欢坏心情，但它们很难改变。我确实想要解决这些问题，但当它们发生时，我不需要苛责自己。
我不应该让自己身材走样。	我希望能有更好的身材。找时间锻炼很难，我会尽量多抽出时间来照顾自己。
我应该在这本练习手册的练习上花更多的时间。	我确实想在这些练习上花更多的时间，我所做的每一件事都是有价值的。
我不应该犯错。	我不想犯错误，但毕竟我也是人。

练习表 5-9　我的责怪替代选择练习

责怪陈述	责怪替代选择练习

进行批判性比较

你是世界上最富有、最漂亮、最聪明的人吗？谁是？总有人比你拥有更多的东西。即使你在一件事上是最好的，这并不意味着你在所有事情上都是最好的。每个人都有优点和缺点，如果你真的认为自己什么都是最好的，那么你的问题与焦虑或抑郁截然不同。

牢记

练习

每个人都有拿自己和别人比较的时候，但焦虑和抑郁的人往往对自己的评价更消极，更重视这些比较。

为了确定你负面的个人比较，在练习表 5-10 中的每个项目旁边打一个复选标记，你有时会亲自检查这些项目，然后与其他人进行比较。

练习表 5-10　批判性比较测试

□　财务或财富

□　外貌和外表

□　智力

□　受欢迎程度

□　名声

□　配件

□　房子

□　汽车

□　衣服

□　地位

□　年龄

□　知识

从本质上讲，你越少攀比，你就越富裕。然而，比较诱人之处在于它们包含着真理的核心。现实是，总有人比你更富有、更年轻、更聪明，或者地位比你高。比较可能是不可避免的，但当你认为自己不够好是因为你不是顶尖或最好的时候，比较就有问题了。

除了进行批判性的比较扰乱你看待自己的方式之外，还有什么替代选择？就像责怪替代选择陈述（参见"责怪自己"一节）一样，比较的替代选择是从不同的、不那么苛刻的角度看待一个问题。在创建自己的替代选择陈述之前，请以练习表5–11为例。

回顾你在批判性比较测试（见练习表5–10）中复选过的项目，并朗读你的自我对话，然后按照以下说明填写练习表5–12中的比较替代选择练习：

1. 当你感到沮丧时，留意你对自己说的话，并在你把自己与他人进行批判性的比较时认真聆听这些话。
2. 在左栏列出这些陈述。
3. 提出不同的观点，并把它们记录在右栏中。因为在所有问题或活动上，世界上只有一个人是顶尖的，所以要试着接受这样一个事实：你在很多事情上是普通的、正常的，甚至偶尔会低于平均水平。把自己和最顶尖的人相比只会让你失望，所以要欣赏自己的优点、缺点和选择的优先级。

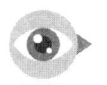

示例

练习表 5-11　斯科特（Scott）的比较替代选择练习

批判性比较	比较替代选择练习
我的朋友何塞（Jose）的职业生涯比我做得好得多。	好吧，他确实做得好，但我做得也不错。我花很多时间和家人在一起，这是我真正优先考虑的事情。
去超级碗派对的时候，我真的很嫉妒那台 75 英寸的电视。相比之下，我们的电视就可怜了。	在那个派对之前，我的电视一点问题都没有，其实我都不怎么看电视。
我去了健身房，发现每个人都比自己更健康。	当然，大多数真正不健康的人甚至不去健身房。我的身材比一个月前好多了，这就是进步，这才是最重要的。
我读了一篇关于退休的文章，当意识到我没有像很多人那样存下那么多钱时，我很焦虑。	生孩子的代价比我想象的要高，但我不会拿孩子去换世界。一旦交了伊莱（Eli）的大学学费，我们会优先考虑存钱。

练习表 5-12　我的比较替代选择练习

批判性比较	比较替代选择练习

给自己贴上负面标签

棍棒和石头会打碎你的骨头，言语会伤害你。最后一个自我判断的现实干扰器相当于给自己起恶名。给自己贴上贬低自己的标签很容易，这样做的时候，你不可避免地会感觉更糟。

要找出你给自己的负面标签，请完成练习表 5-13 中的测试。为出问题时你能够用来描述自己的词汇打复选标记。

这个清单是人们给自己或他人贴上的可怕标签的一小部分。如果你在自己身上使用了其他词汇，请随意添加。

负面标签会侵蚀你的自我价值，它们总是涉及过度以偏概全和非黑即白的思维（请参见本章前面的"现实干扰器简介"一节）。标签代表的概念没有任何可取之处，它们对你没有帮助，而且往往会增加你的情绪困扰。那么，当你觉察到这些标签在脑海中浮现时，你该怎么做呢？关于自我标签的例子和看待它们的新方法，请参见练习表 5-14。

如果你停止用无用的、伤人的名字称呼自己，用更合理的观点来代替标签，你会感觉更好。因此，每当你在脑海中听到这些破坏性的标签时，请完成练习表 5-15 中的标签替换练习。

1. 当你感到沮丧时，留意你对自己说的话，并在你给自己贴上负面标签的时候，认真聆听这些话。
2. 将触发事件写在左栏中。
3. 把你要给自己贴上的标签写在中间一栏。
4. 提出与标签不同的观点，并将它们记录在右栏中。在思考标签替换时，试着接受事件中的真相，比如体重增加了，但要更现实地看待这个问题。试着自我原谅，因为标签往往是全面的评价（也就是说，它们暗示着比触发它们的事件更大的问题），你的替代想法应该是具体的，并寻找积极的可能性。

练习表 5-13　负面标签测试

□　失败者

□　可怜虫

□　不适应环境的人

□　怪人

□　笨蛋

□　笨手笨脚的人

□　肥猪

□　书呆子

□　可怜人

□　蠢人

□　怪物

□　精神病

□　疯子

□　白痴

□　坏蛋

□　低能儿

□　傻子

□　傻瓜

□　傻蛋（其实也不是！）

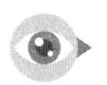

示例

练习表 5-14　标签替换练习

事件	对应的标签	标签替换想法
我在餐馆里打翻了饮料。	我真是个笨手笨脚的人。	我也曾见过别人打翻饮料。天啊，没什么大不了的。
当谈到我母亲的病时，我开始流泪。	我是个可怜虫，很可怜。	表露出点儿情绪没什么错。
在一次工作会议上，我的声音开始颤抖。	我是一个失败者。	我在讲一些对自己很重要的事，这种时候我确实会有点紧张。我希望自己没有紧张，但这不代表我就是个失败者。
我没有被我想进的研究生院录取。	我是一个失败者。	竞争非常激烈，我得到了第三选择。当然，我希望能得到我喜欢的，但我仍然可以在我所选择的职业中取得成功。
我似乎不能减肥。	我是一只肥猪。	医生说 50 岁以后新陈代谢的变化会使减肥变得更加困难。我确实超重了，我不喜欢这样，但叫自己猪也没用。

练习表 5-15　我的标签替换练习

事件	对应的标签	标签替换想法

提示

如果你很难想出标签替换的想法，别担心，跳到第 6 章，有很多挑战消极自我对话的方法。

现在你已经完成了标签替换练习，花几分钟来反思自我标签对你的影响，以及改变它们的感觉（参见练习表 5-16）。

练习表 5-16　我的反思

_____

_____

_____

_____

_____

指责游戏

当悲伤或焦虑笼罩你时，你很可能会因为对自己的痛苦承担全部责任而增加痛苦。你可能会指责自己笨拙、无能或不称职，因此应该为自己所有的痛苦负全责。当这种认知扭曲在起作用时，你会把所有的错误和指责都归咎于自己，这样做会让你陷入羞愧和自我厌恶之中。

本节为你提供了一个工具，用于确定你是否倾向于过度自责。当开始明白问题不完全是你的错之后，你就可以对你自己负责的部分采取行动了。评定责任练习能够帮助你认识到大多数问题都有很多原因，而你只负有一部分责任。接受这些事实可以帮助你减轻罪恶感和羞耻感。在理解了问题的原因之后，你就可以更有成效地解决问题了。

示例

罗宾（Robin）最近为她的离婚而自责，认为她丈夫为了另一个女人而离开婚姻几乎完全是她的责任。罗宾认为自己无聊、没有吸引力，责备自己没有及早看到迹象来防止事情的发生。罗宾决定做责任评定练习（见练习表 5–17），重点是她把离婚的责任归咎于自己。

如你所见，罗宾最初把离婚的责任 95% 归咎于自己。在测试结束时，罗宾重新评估了自己的责任水平，因为她能够更客观地看待事情。她重新评估了对自己的指责程度，并认为 20% 似乎更合适——她只是部分负责。这种认识有助于她减少罪恶感和自我贬低。

练习

现在你已经看到了责任评定练习的效果，是时候评估你自己承担的责任水平了。换句话说，你要弄清楚问题在多大程度上是你的问题。按照以下步骤完成练习表 5–18 中的责任评定练习：

1. 说出你责备自己的问题，把这些写在练习表的顶部。

2. 用从 1 到 100 的百分比评估你在这个问题上对自己的指责程度。在练习表的顶部，在你发现的问题下面写下这个百分比。

3. 在左栏列出所有你能想到的问题的起因。

4. 在右栏中使用 1 到 100 之间的数字，估计左栏中每个起因对该问题的实际责任百分比。同时记录你对问题的贡献。

5. 重新评估你对问题的责任百分比。

我重新评估的责任水平是：_____

练习表 5-17　罗宾的责任评估练习

我责备自己：我最近离婚了

我评估责任在 95%

问题所有可能的起因	责任百分比
我丈夫的眼睛四处游荡。	10%，他确实有一双四处游荡的眼睛。
我丈夫的敌意。	15%，他是一个很难相处的人。
戴安娜（Diana）的阴谋诡计，想要偷走他。	20%，毫无疑问，她已经追了他几个月了。
我们财务问题的压力。	10%，这没有帮助。
丈夫在过去的一年半里失去了他的母亲、父亲和兄弟。	10%，他从不谈论这些失去，我知道这让他很难过。
我们女儿患癌症的压力。她现在已经康复了，但我丈夫仍然很担心。	10%，他也不能谈论这件事。
结婚期间我胖了 10 斤。	5%，我知道我没超重。
我丈夫很容易就能找到比我更有魅力的女人。	5%，是的，但我确实比很多同龄女人好看。
我们不再谈论我们的生活。	10%，我应该多注意一下这个问题。
随机事件。	5%，我确信有些事情没有考虑进去。

练习表 5-18　我的责任评估练习

我责备自己：＿＿＿＿＿＿＿＿＿＿＿＿＿＿＿＿＿＿＿＿＿＿

我认为责任在：＿＿＿＿＿＿＿＿＿＿＿＿＿＿＿＿＿＿＿＿＿

问题所有可能的起因	责任百分比

警告

　　有些人拒绝为他们遇到的问题承担责任。这些人通常会找到一个方便的替罪羊，比如母亲、父亲、重要的其他人、社会或事件来为他们的痛苦负责。不为自己的麻烦承担任何责任会让你觉得自己很无助，觉得这个世界不公平、不公正（关于这种自我破坏信念的更多信息，请参见第 3 章）。要意识到你并不想掉入这个陷阱，请阅读下一节，了解如何避免这种情况。

尽你所能解决问题

　　在本节中，你将面对自己的问题并采取行动来改变它。通过评估自己的责任并确定可以对问题采取什么措施，你可以避免陷入自我厌恶和严厉的自责中。这种方法允许你适当地对部分问题负责，并尽你所能处理。如果你的责任涉及已经结束的事情，那么就无法采取任何行动，但你仍然可以试着放下那个无处可寻、毫无帮助的羞耻感，也许还可以做一些事情来防止将来出现类似的问题。

示例

罗宾回顾了她的责任评估练习（见练习表 5–17），注意到自己对导致她离婚的一些问题负有部分责任。她列出了这些责任，然后在练习表 5–19 所示的行动策略练习表上计划了有效行动的步骤。

练习

完成练习表 5–18 中的责任评估练习后，下一步是制定一个行动策略，以确定如何开始解决问题。通过确定有效的行动来解决问题，你就能继续前进，不再责备自己。按照以下步骤在练习表 5–20 中创建一个行动策略：

1. 说出你责备自己的问题，并把它写在练习表的顶部。

2. 在左栏中，列出你已经确定的可以控制的具体责任。换句话说，记录下你所做的任何可能出现问题或使问题变得更糟的事情。

3. 在右栏中，列出你现在或将来可以采取的可能对解决这个问题有用的步骤。

当你读完这一章时，花点时间反思一下你自己的思维模式，以及它们如何影响你对自己的看法。在练习表 5–21 中写下你的感受、想法和见解。

练习表 5-19　罗宾的行动策略练习表

问题：我的离婚

对问题的具体责任	我能采取的具体行动
我超重 10 斤。	我可以通过增加锻炼和注意饮食来减 10 斤。这对离婚没有帮助，但我的咨询师说锻炼能振奋我的精神，让我更健康。
我不是世界上最有魅力的女人。	我对自己的外表无能为力，只是意识到它并不那么重要。我不想要一个仅仅因为我的长相就喜欢我的男人。
我忽略了我们在婚姻中缺乏沟通。	如果我获得另一段感情，我需要注意说话的方式以及任何其他突然出现的问题。我不想逃避现实。

练习表 5-20　我的行动策略练习表

问题：_____

对问题的具体责任	我能采取的具体行动

练习表 5-21　我的反思

第 6 章 | 控诉和修复思想
Indicting and Rehabilitating Thoughts

在本章

» 调查和改变思想

» 对思想进行审判

» 修复思想

大多数人简单地认为他们对自己和世界的想法是真实的。但思想并不总是反映现实，就像哈哈镜并不反映你真实的样子一样。第 5 章已经帮助你发现思想中常见的扭曲。

在本章中，你将成为一个思想侦探。不，你不需要放大镜，也不需要时髦的帽子和风衣，你所需要的只是本章中的工具和说明，以及一个开放的心态。下面的章节将告诉你如何将你扭曲的思想告上法庭，并以使你痛苦的罪名起诉它们。如果发现它们被判有罪，你会看到如何修复那些有罪的想法，这样它们就可以为你的幸福作出贡献。

从审判到定罪：思想法庭

这种技术基于认知疗法的原则，被称为"思想法庭"。认知疗法是由亚伦·贝克（Aaron T. Beck）博士在 20 世纪 50 年代末创立的，他发现改变人们的思维方式会改变他们的感觉。许多研究证明，认知疗法在缓解焦虑和抑郁方面非常有效，因此，我建议你经常做这部分的练习。一直做下去，直到你发现自己开始有不同的想法和感觉，然后继续做下去，再坚持一段时间。

思想法庭从一个思想追踪器开始。思想追踪器向你展示了感觉、事件和思想是如何联系在一起的。你可以在本节中找到思想追踪器的例子，但要了解更多信息，请翻到第 4 章。

思想法庭是起诉被指控的思想（你在思想追踪器中指出的那个），然后审判它的过程。你将扮演辩护律师、检察官和法官的角色。作为辩护律师，你要提出证据来支持这种想法的有效性或准确性；换句话说，辩方声称你的想法是正确的，你的痛苦不应受到指责。另一方面，作为检察官，你要提出一个案例，证明这种想法实际上是歪曲事实，并给你造成了不必要的精神痛苦。在思想法庭上，你也是法官。如果你发现这个想法是有罪的，在后面的章节"判决之后：替换和修复你的想法"中，有一些方法可以替换或修复你的想法。

坦率地说，你不太可能发现这个想法是无辜的，但如果你一直认为你的想法合理或无辜，没有给你造成不必要的伤害，你应该找心理咨询师咨询。你可能需要一个全新的视角来帮助你解决问题。

对大多数人而言，通过故事和例子讲解比费力地解释学习效果更好。考虑到这一点，下面的章节将提供一个例子来帮助你掌握思想法庭的过程，然后你就有机会对你的想法进行审判。如果你需要更多的帮助，可以通过更多的案例来跟进你的实践。

在思想法庭审查一个案例

杰里米（Jeremy）是一位 23 岁的健身教练，他以自己健康的生活方式而自豪。人们钦佩他的力量和运动精神，他在健身房以经常穿着彩色长袖 T 恤而闻名。杰里米从女性那里得到了更多的关注，但从来没有和她们发生过关系，因为他有一个秘密：他小时候被严重烧伤，胸部和手臂都伤痕累累。

杰里米从来没有认真谈过恋爱，他相信任何女人看到他的身体都会厌恶地退缩。他不愿面对拒绝和嘲笑，而是把自己独自关在"密室"中。尴尬和害怕被发现让杰里米感到孤独、沮丧和焦虑。

杰里米发现自己被他在健身房遇到的一个年轻女人深深吸引了，她显然也被他吸引了。当她约他出去喝咖啡时，他惊慌失措，拒绝了她。恐惧和渴望促使他去看心理医生，并努力将他一生的秘密告诉了心理医生。杰里米的心理医生建议他开始用思想追踪器检查自己的想法（见练习表 6-1），然后把他的想法带到思想法庭。

在完成了思想追踪器后，杰里米和他的心理医生找出了最让他困扰的想法——我称之为最有毒的想法。

杰里米最有毒的想法：

我无法忍受看到她脸上厌恶的表情。

我被烧伤了，还得这样过一辈子，太不公平了。

练习表 6-1　杰里米的思想追踪器

感受和感觉 （1~100 分）	对应的事件	想法 / 解读
焦虑（85），恐惧（95）：颤抖的手，通红的脸。	切尔西（Chelsea）约我出去喝咖啡。	我不可能和她出去。她如果看到我的伤疤，会崩溃的。我无法忍受看到她脸上厌恶的表情。
焦虑（75），羞愧（85），痛苦（85）：汗流浃背，胃里有一种下沉的感觉。	他们让我下班后和他们一起去泡热水澡。	我感到羞愧难当，我看起来像个怪物。我被烧伤了，还得这样过一辈子，这太不公平了。这永远不会结束。

杰里米发现思想追踪器练习很有趣。他意识到有两种想法给他带来了极大的情感痛苦，接下来，他的心理医生建议杰里米用一张练习表来审判第一个想法（后来，心理医生解决了他其他的有毒想法）。正如你在练习表 6-2 中看到的，杰里米首先写下了有毒的想法，然后在左栏中列出了所有他能收集到的理由、逻辑和证据来支持这个想法是正确的，从而为这个想法辩护；在另一栏中，杰里米试图通过证明这种想法是错误的来起诉这种想法。

练习表 6-2　杰里米的思想审判练习表

被指控的想法：我无法忍受看到她脸上厌恶的表情。

辩方：支持这个想法的证据	控方：反驳这个想法的证据
人们厌恶烧伤的疤痕。	医疗团队是唯一不感到震惊的人群。
我以前见过人们脸上震惊的表情。	我的家人似乎已经习惯了我的伤疤。
我还记得母亲看到我被严重烧伤时哭了起来。	如果我获得另一段感情，我需要注意说话的方式以及任何其他突然出现的问题。我不想逃避现实。
在一次手术后，一位理疗师对我说，我的烧伤会永久存在，我必须学会接受它们。	
有时我做身体检查时，会听到人们谈论我。	

到目前为止，这个"案子"对"辩方"很有利而对"控方"很不利。因此，杰里米仍然非常相信他的思想是现实的真实反映，现实就是如此，他无法想象别人会说服他改变想法。心理医生告诉他，他已经有了一个良好的开端，但要求他考虑练习表 6-3 中检察官的调查问题，并写下他对这些问题的思考（见练习表 6-4）。

在杰里米反思了检察官调查问题的清单后，他的心理医生建议他再看看他的思想审判练习表，并尝试为他的"案件"添加更多的证据和逻辑（见练习表 6-5）。

此时，杰里米仔细回顾了他的思想审判练习表中提出的案件。他认为"被告"造成了不必要的痛苦，他和他的心理医生同意为他最有毒的想法寻找替代想法（参见本章后面的"判决

之后：替换和修复你的想法"一节）。在杰里米产生了第一个
替代想法之后，继续审判其他有毒的想法，一次一个替换它们。

练习表 6-3　检察官的调查问题

· 这种想法是否不合逻辑或被扭曲了？（见第 5 章，列出了表明思想
扭曲的现实干扰器。）

· 这件事真有我想象的那么可怕吗？

· 在我的生活中，有没有哪一次这种想法是不成立的？

· 我是否知道有朋友或熟人经历过类似的事情，但这种想法不适用于
他们？

· 我是否忽略了任何可能反驳这种观点的证据？

· 这种想法真的对我有帮助吗？

· 我以前有没有经历过这样的事情，并渡过了难关？

· 如果我开始表现得好像这个想法不是真的，会发生什么？

练习表 6-4　杰里米的反思

　　这些问题思考起来有点困难，但是让我们看看吧。在我被控的想
法中有什么被扭曲吗？好吧，我想我真的不喜欢看到她脸上厌恶的表
情，但也许可以"忍受"，所以我可能有点小题大做了。我想我也见过
有魅力的女人和有严重残疾的男人在一起，比如病态肥胖、四肢缺失
等。我参加了烧伤互助小组，我承认有些人在被烧伤后有不错的恋爱
关系，所以我猜切尔西有可能不会被击退。我认为这个想法对我来说
弊大于利，因为它让我再也不考虑谈恋爱了。也许值得去验证一下这
个想法是不是真的。

练习表 6-5　杰里米修改后的思想审判练习表

被指控的想法：我无法忍受看到她脸上厌恶的表情。

辩方：支持这个想法的证据	控方：反驳这个想法的证据
人们厌恶烧伤的疤痕。	事实上，我认识的一些人对我的伤疤没有感到震惊或排斥。这个想法过于以偏概全了。
我以前见过人们脸上震惊的表情。	我的家人似乎已经习惯了我的伤疤。如果他们能做到，其他人当然也可以做到——尤其是如果他们关心我的话。
我还记得母亲看到我被严重烧伤时哭了起来。	妈妈哭了并不代表她看我时不能忍受。
在一次手术后，一位理疗师对我说，我的烧伤会永久存在，我必须学会接受它。	理疗师说得对，我必须接受这个事实，但这并不意味着我不能谈恋爱。这个想法包含了灾难化和过度以偏概全。
有时当我做身体检查时，我听到人们谈论我。	我的烧伤很明显，这并不意味着人们在谈论我时不喜欢我。这里我是在读心。
	很多有毁容残疾的人都有伴侣。在很多情况下，她们是在毁容发生后才找到这些伴侣的。
	如果切尔西真的喜欢我、关心我，她就应该忘掉我的伤疤。
	如果不尝试，我永远不会有一段恋情。这个想法对我没有帮助。
	如果切尔西真的拒绝我，也并不意味着每个人都会拒绝我。我经历过烧伤的痛苦，被拒绝不会更糟。

审判你的思想

练习

你猜对了，轮到你参观"思想法庭"了。如果你在最初的尝试中挣扎，不要担心，这个重要的练习需要实践（如果你在检查了自己的想法后仍然感到困惑，你可以找到更多的例子来进一步说明这个过程是如何工作的）。第一步是按照下面的指导来写出一个思想追踪器（见练习表 6-6）：

1. 注意你身体发出的信号，每当你感到不舒服时就把它们写下来。

2. 寻找一个能捕捉你情绪的感觉词汇，记下来。参考第 4 章中的每日不愉快情绪清单，以帮助找到正确的感觉词汇。

3. 从 1（几乎察觉不到）到 100（最大）给你的感觉打分。

4. 问问自己，当你开始注意到自己的情绪和身体信号时，发生了什么。相应的事件可以是在你的世界中发生的事情，但事件也可以是在你脑海中运行的想法或图像。具体且明确，不要写一些过于笼统的话，比如"我讨厌我的工作"。相反，问问自己在工作中发生了什么你不喜欢的事情。

5. 在练习表的"想法 / 解读"一栏中记录你的想法。描述你如何感知、解读或思考这个事件。如果你觉得自己很难理清对这件事的想法，请参考第 4 章中的思想追踪器练习。

6. 回顾你的想法，写下那些最能激起你情绪的想法——你最有毒的想法。

练习表 6-6　我的思想追踪器

感受和感觉 （1~100 分）	对应的事件	想法 / 解读

我最有毒的想法：

1.＿＿＿＿＿＿＿＿＿＿＿＿＿＿＿＿＿＿＿＿＿＿＿＿＿＿＿＿＿＿＿

2.＿＿＿＿＿＿＿＿＿＿＿＿＿＿＿＿＿＿＿＿＿＿＿＿＿＿＿＿＿＿＿

你可以在 www.dummies.com/go/anxiety&depressionworkbook fd2e 找到这个练习表。尽可能多地下载副本，并确保经常练习这个技能。随着时间的推移，你可能会改变你的思维方式，从而改变你的感觉，给这些改变一些时间。

思想追踪器为你下一步做准备：思想法庭。思想法庭需要一些计划和准备，找出一个有毒的想法并思考练习表 6-3 的检察官调查问题。在练习表 6-7 中反思你的答案。

练习表 6-7　我的反思

＿＿＿＿＿＿＿＿＿＿＿＿＿＿＿＿＿＿＿＿＿＿＿＿＿＿＿＿＿＿＿＿＿＿

＿＿＿＿＿＿＿＿＿＿＿＿＿＿＿＿＿＿＿＿＿＿＿＿＿＿＿＿＿＿＿＿＿＿

＿＿＿＿＿＿＿＿＿＿＿＿＿＿＿＿＿＿＿＿＿＿＿＿＿＿＿＿＿＿＿＿＿＿

＿＿＿＿＿＿＿＿＿＿＿＿＿＿＿＿＿＿＿＿＿＿＿＿＿＿＿＿＿＿＿＿＿＿

现在你已经准备好对一个有毒的想法进行审判了。在你尝试审判一个想法之后，使用下面的说明，继续把其他有毒的想法通过同样的过程进行审判。

练习

1. 在练习表 6-8 中，将你最有毒的想法之一指定为被指控的想法，并将其写下来。

2. 在左栏中写下所有支持被指控的想法为真的理由、证据和逻辑。换句话说，尽你所能捍卫你的想法。

3. 在右栏中对辩方提出的所有理由、证据和逻辑进行反驳，然后写下有助于激发这种想法的其他要点。

练习表 6-8　我的思想审判练习表

被指控的想法：_____

辩方：支持这个想法的证据	控方：反驳这个想法的证据

你可以从 www.dummies.com/go/anxiety&depressionworkbook fd2e 下载该表格的副本，毕竟，你需要多次使用"思想法庭"方法才能充分感受到它的好处。

当你完成了"思想法庭"的过程后，你自己判断一下你的思想是否会给你带来不必要的情绪困扰，比如焦虑、抑郁或其他困难的感觉。即使认为你的想法有一些道理，你也很可能会发现它对你的弊大于利。在思想法庭上，你不能仅仅根据"排除合理怀疑"来判断你的想法有罪。相反，你应该根据"证据优势"来判断你的想法，说白了，如果罪证确凿，就给你的想法定罪。

审查更多的思想法庭案件

为了帮助你更好地理解思想法庭，本节包含更多的案例。因为思想追踪器也出现在第 4 章和第 5 章，我在这里从被指控的想法开始，它来自思想追踪器练习末尾"我最有毒的想法"（参见上节"审判你的思想"）。

康纳（Connor）：注定不快乐

示例

多年来，58 岁的高中教师康纳已经成为户外运动的狂热爱好者，暑假都在露营、钓鱼和徒步旅行。尽管他的关节炎越来越严重，康纳还是尽量不去理会疼痛。事实上，他只在极度疼痛时才去看医生。他的医生把他推荐给一位骨科专家，这位专家告诉康纳他需要做髋关节置换术。听到这个消息，康纳陷入了抑郁状态。他填写了"思想追踪器"，并把注意力集中在一个有毒的想法上："我再也不会快乐了。从这里开始，生活就会走下坡路。"他指责这种想法增加了他的痛苦，并对其进行了审判（见练习表 6–9）。

练习表 6-9   康纳的思想审判练习表

被指控的想法：我再也不会快乐了。从这里开始，生活将会是一条下坡路。

辩方：支持这个想法的证据	控方：反驳这个想法的证据
髋关节置换术只是终结的开始。髋关节置换术只是一个新的开始。	许多人在接受髋关节置换术后并没有出现一系列健康问题。这个想法是许多人在没有经历过一系列健康问题的情况下就接受了髋关节置换术。这种想法是灾难性的，并且使用了不可靠的预测。
我从户外活动中得到了最多的乐趣，如果不能再这样做，我就无法想象得到快乐。	这是废话，我确实从其他事情中也获得乐趣，比如看电影、读小说和出去吃饭。我过滤掉了其他的乐趣。
我的余生都会在慢性疼痛中度过，痛苦会夺走我所有的快乐。	这是不可靠的预测和灾难性的。在得出这个结论之前，我需要和医生确认一下。治疗疼痛的方法有很多，有些人患有关节炎，但生活质量很好。
没人愿意和生病的人在一起。	如果我表现得像个爱抱怨的受害者，这可能是真的，但我没必要这么做。这是读心术。
我去教室甚至无法爬楼梯。	我再次提出不可靠的预测。我刚读到大多数接受髋关节置换术的人都能恢复良好的生活。
我应该多锻炼并保持体重；如果我这么做的话，我永远不会需要髋关节置换术。	现在我应该靠自己了。这对我没有一点帮助。
我确信我要一直坐轮椅了。	这是思维扭曲，使用的是不可靠的预测。我意识到我经常这样做！即使是这种结果，坐轮椅的人仍然可以过上富有成效的生活。
	手术后我很可能会感到不适，并且需要一些时间才能好起来。但是，如果我去做物理治疗，很有可能会恢复正常。
	好消息是，学校的另一位老师去年做了手术，他看起来很好，就像重启了一样。

　　康纳仔细考虑了证据，他的判决是：被告有罪。他现在意识到，"我再也不会幸福了——从这里开始，生活将是一条下坡路"这一想法与事实相去甚远，肯定无助于他应对现实。

艾玛（Emma）：充满焦虑

示例

　　37 岁的艾玛是一名管理贷款的官员，每周工作 50 小时。作为一个离异的母亲，她兼顾工作和养育子女的责任。她也是一个完美主义者，希望能够处理一切。可以理解的是，艾玛经常焦虑不安。她担心自己的工作能否继续下去，以及成为两个孩子的好母亲。因此，当艾玛的儿子带回家一份平庸的成绩单时，她陷入了严重的抑郁症。她发脾气，对着儿子尖叫，然后自责自己是个糟糕的母亲。艾玛填写了一个思想跟踪器练习表，然后对她最有毒的想法进行了审判（见练习表 6–10）。

牢记

　　思想法庭是对抗焦虑、抑郁和其他不愉快情绪的最有效工具之一。如果你在练习中遇到问题，请花更多时间复习练习表 6–3 中的"检察官的调查问题"。回顾第 5 章并重读本章中的例子也无伤大雅。如果你仍在挣扎，最好咨询精通认知疗法的心理咨询师。

练习表 6-10　艾玛的思想审判练习表

被指控的想法：我是个彻底失败的母亲，我儿子快崩溃了。

辩方：支持这个想法的证据	控方：反驳这个想法的证据
我儿子在学校表现很差。	他的成绩单很糟糕，其实也没那么糟，只是比平时更糟。总的来说，他做得还不错。我放大了现实。
我冲他尖叫，我不应该那样做。	我不是唯一一个失态的母亲。通常我都很冷静，我应该对自己负责，不需要这么做。
如果我是一个好母亲，就会知道他在学校需要更多的帮助。	不知道老师为什么不在我拿到成绩单之前联系我。
当我对儿子大喊大叫时，他开始哭了起来。	这很正常，毕竟他还是个孩子，这并不意味着他要崩溃了。这是读心术。
因为工作原因，我没有参加儿子班上的实地考察。	在 30 个孩子中，只有少数父母能够开车进行实地考察。
其他母亲甚至在教室里做志愿者，这是好母亲应该做的。	我希望能有更多的时间陪儿子，但我也需要养家糊口。我把自己与别人做了批判性的比较。
我一直把工作看得比孩子重要。	事实并非如此，当我的孩子们真的需要我的时候，我就会请假。我太以偏概全了。
我不知道该怎么帮他。	我想我会按照老师的建议，每周给他做一次成绩测验。
	如果我儿子崩溃了，他肯定不会有这么多朋友。
	在这份成绩单之前，他的平均成绩是 B+/A-。我只是应该看看最近发生了什么事。
	显然，我和我儿子一起做了很多事，但我不能成为超级妈妈。

判决之后：替换和修复你的想法

　　希望"控方"对你的各种有毒想法提出了令人信服的证据，你开始看到自己的许多想法都扰乱了现实，造成了过度的情绪困扰。当罪犯被判有罪时，社会通常会设法让他们恢复正常生活，并给他们第二次机会。同样的道理也适用于有罪的想法。

　　在本节中，你将看到如何修复你有罪的想法，一次一个。修复你的想法会减少抑郁和焦虑的感觉，因为修复后的想法不那么扭曲、吹毛求疵以及具有批判性。修复后的想法实际上是替代的想法，因为它们取代了你过去的有毒的想法。

牢记

　　替代的想法是对问题的一种平衡、现实的评估。形成一个替代想法的原因是，每当过去的有毒想法开始在你的脑海中隆隆作响时，你就可以重复使用这个新想法。这种新想法是对消极、扭曲、干扰现实的思维的快速而轻松地回归。

　　你可以使用多种不同的技能来开发有效的替代想法。以下章节中概述的策略有助于你摒弃扭曲思维，理顺思路。通过这些策略，你会发现如何用更有用、更现实的替代想法来替代自己扭曲的想法。有四种不同的策略可以帮助你开发替代想法，如果一个不适合你，一定要尝试其他的。

从"朋友"那里得到帮助

　　这个修复策略非常简单。你开始想象一个好朋友正经历着和你一样的问题。关于这个问题，你的朋友和你有同样的想法。现在想象朋友坐在你对面，你对他感同身受，想帮助他。

　　你会说什么？你会建议朋友如何看待这种情况？从诚实的

角度看待朋友的问题很重要。不要简单地试图通过粉饰问题来让你的朋友感觉更好，相反，应该告诉他一个合理的方法来思考这个问题。

这种强大但却出奇简单的技能的本质是，你给朋友的建议就是你可以给自己的建议。该策略可以帮助你远离问题，从远处观察想法和感受有助于你更加客观。下面的例子展示了如何使用"从朋友那里得到帮助"来发挥你的优势。

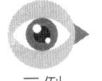

示例

艾玛（参见本章前面的"艾玛：充满焦虑"）将她最有毒的想法提交给思想法庭，并认定其有罪。现在，她求助于"从朋友那里得到帮助"来修复这个想法。她想起了她最好的朋友露易丝（Louise），想象露易丝带着同样的问题和对儿子的担忧来到她身边。换句话说，露易丝也有跟艾玛一样有毒的想法，她在寻求建议（见练习表 6–11）。

艾玛 / 露易丝最有毒的想法：
我是个彻底失败的母亲，我儿子快崩溃了。

艾玛回顾了她与露易丝假想的讨论。她发现，当她给露易丝建议而不是听自己头脑中消极的对话时，她的观点发生了变化。接下来，她将这一观点提炼成一个单一的替代想法（见练习表 6–12）。

练习表 6-11　艾玛寻求朋友（露易丝）的帮助

　　嗯，露易丝，我知道你觉得自己很失败，但你儿子只有两个 C 和三个 B，这并不完全是灾难。当然，你最近没那么多时间和他在一起，你在工作上忙得不可开交。这种情况肯定会发生，你不需要自责。和他的老师谈谈，看看你能做些什么，别像个无助的受害者。此外，你儿子现在 16 岁了，你难道不认为他的成败与自己有关系吗？这并不完全取决于你。

练习表 6-12　艾玛的替代想法

　　我儿子没有崩溃，我也不是个失败者。我能做的就是看看能帮上什么忙，剩下的就看他了。

练习

　　选择一个你最有毒的想法，使用"从朋友那里得到帮助"策略来设计一个有效的反应。当然，先把有毒的想法带到思想法庭会有帮助，你已经这么做了，对吧？这毕竟是一本练习手册，这意味着你需要为帮助自己来做这本书中的练习。所以如果你还没有做过这些练习，没关系，现在就开始吧！

　　1. 在你的"思想追踪器"练习表上写下一个你最有毒的想法（见练习表 6-6）。

　　2. 想出你认识并尊敬的朋友。

　　3. 想象一下，这位朋友有一个与你相似的问题，并且对这个问题有着相似的想法。

　　4. 想象一下，你正在和你的朋友谈论和思考一个更好的处理这个问题的方法。

　　5. 在练习表 6-13 中写下你要给朋友的建议。

6. 看看这些建议，试着把你最有毒的想法修复成一个更平衡的、概括的替代想法（练习表 6–14）。

我最有毒的想法：＿＿＿＿＿＿＿＿＿＿＿＿＿＿＿＿＿＿

练习表 6–13　我寻求朋友的帮助

＿＿＿＿＿＿＿＿＿＿＿＿＿＿＿＿＿＿＿＿＿＿＿＿＿＿＿

＿＿＿＿＿＿＿＿＿＿＿＿＿＿＿＿＿＿＿＿＿＿＿＿＿＿＿

＿＿＿＿＿＿＿＿＿＿＿＿＿＿＿＿＿＿＿＿＿＿＿＿＿＿＿

＿＿＿＿＿＿＿＿＿＿＿＿＿＿＿＿＿＿＿＿＿＿＿＿＿＿＿

练习表 6–14　我的替代想法

＿＿＿＿＿＿＿＿＿＿＿＿＿＿＿＿＿＿＿＿＿＿＿＿＿＿＿

＿＿＿＿＿＿＿＿＿＿＿＿＿＿＿＿＿＿＿＿＿＿＿＿＿＿＿

＿＿＿＿＿＿＿＿＿＿＿＿＿＿＿＿＿＿＿＿＿＿＿＿＿＿＿

＿＿＿＿＿＿＿＿＿＿＿＿＿＿＿＿＿＿＿＿＿＿＿＿＿＿＿

穿越到未来

在几天、几周或几个月后，今天扰乱你生活的事件很少还能唤起同样的意义。例如，你是否曾对以下任何一项感到心烦意乱？

» 被堵在路上。

» 感到尴尬。

» 将自己锁在车外。

» 忘记某人的名字。

» 经历轻微疾病或伤害。

» 打翻东西。

» 上班后发现衬衫上有污渍。

» 信用卡还款晚了两天。

» 过了不愉快的一天。

» 卷入一场小车祸。

» 收到交通罚单。

» 迟到了。

　　像这样的事件经常会导致极度有毒的想法和非常痛苦的感觉。然而，如果在一段时间后回想起这些事件，很少能唤起你同样强烈的情绪。这是因为如果你把它们放在你整个生活的背景下看，大多数令人沮丧的事情真的都不那么重要。看看下面这个"穿越到未来"的例子。

示例

　　乔尔（Joel）在一个繁华的角落拥有一块土地。他想出售这处房产，但他知道，如果能先将其划作商业用途，那么它的价值会高得多。为了做到这一点，乔尔必须在规划和分区委员会面前陈述他的情况。他预计该地区的房主会提出一些反对和批评意见，所以几个月来他一直在推迟这项任务，因为这会引起他强烈的焦虑。

　　他填写了一份"思想追踪器"（见本章前面的"从审判到定罪：思想法庭"），并确定了他最有毒的想法："我会让自己出丑。我很可能会结结巴巴地说话，听起来像个白痴。"他带着这个想法穿越到未来，以帮助他获得更好的视角。乔尔问自己，在未来的某些时间，他将如何看待这个问题（见练习表 6-15）。
他对自己现在感觉到的情绪不安和对生活的影响进行了评估，
然后在练习结束时重新评估了这个问题对自己生活的影响。

练习表 6-15   乔尔穿越到未来

　　如果我真的出丑了，我可能会感觉很糟糕，对我生活的影响会是
30 分甚至 40 分（满分为 100 分）。一周后我还是会觉得尴尬，我猜
这件事的画面会经常出现在我的脑海中。但从现在起六个月后，我觉
得我还会经常想起这一事件，我确信一年后我会几乎完全忘记这件事。
所以我想这对我生活的整体影响可能是 1 分（满分 100 分）。

练习表 6-16   乔尔的替代想法

　　即使我碰巧出丑了，也很难改变我的生活。我还是直接去陈述这
个"案子"吧。

牢记

　　"穿越到未来"的技能并不适用于你所有的想法和问题，但
它在很多情况下都能产生神奇的效果。在乔尔的例子中，他可
以分析他有毒的想法，以发现明显的扭曲，如贴标签和夸大；
他也可以把有毒的想法带到思想法庭。换句话说，一定要尝试
各种各样的策略来修复你的想法，找出最适合你的一个或多个
特定想法的方法。

练习

　　选择一个你最有毒的想法，使用"穿越到未来"策略来设
计一个有效的反应。

1. 从你的思想追踪器中写下一个你最有毒的想法（见练习表
   6-6）。

2. 在练习表 6–17 中，对你当前感觉到的不安和影响进行评分
（从 1 到 100 评分，100 代表可以想象到的最高影响）。

3. 想想在一周内你的想法可能会发生什么变化。

4. 想想六个月后你的想法可能会发生什么变化。

5. 想想一年后你的想法可能会发生什么变化。

6. 重新评估你整体感受到的影响。

7. 在练习表 6–18 中，根据你通过该策略获得的新观点，写下
一个平衡的、概括性的替代想法。

我最有毒的想法：＿＿＿＿＿＿＿＿＿＿＿＿＿＿＿＿＿＿＿＿

练习表 6–17　我穿越到未来

_____

_____

_____

_____

_____

练习表 6–18　我的替代想法

_____

_____

_____

_____

_____

重新计算风险

当你焦虑、担心或沮丧时，你的大脑经常关注未来，并做出可怕的预测。人们担心尚未发生在自己身上的事情，比如遭遇飞机失事、感染新冠病毒、恐惧飞行和遇到尴尬的经历。他们预言无论他们做什么都会导致恐惧、痛苦或不快乐，然而，这种担忧通常远远超过出现不想要的结果的实际可能性。换句话说，人们倾向于高估负面结果的风险，当处于情绪困扰时，他们会更频繁这样做。

当你预测负面的结果时，就会有有毒的想法，使你无法采取行动。要想对你的负面预测产生替代想法，你首先需要重新思考负面预测，然后重新计算你的实际风险。在分析了你的预测之后，就可以修复你的有毒想法。下面的例子说明了这种技能。

示例

梅琳达（Melinda）的上司艾莉森（Allison）在孩子出生后休息一个月。梅琳达在艾莉森不在的时候承担起了她的责任，并不假思索地承担了额外的工作。一个月后，艾莉森宣布她不再上班，梅琳达得到了艾莉森的工作。奇怪的是，梅琳达现在发现自己被恐惧和焦虑折磨着。她预测自己将无法胜任这项工作，而且她也无法将自己视为领导。她最有毒的想法是："我不适合监督他人。我是一个追随者，而不是领导者，我做不到。"

梅琳达完成了练习表 6-19 中所示的"反思负面预测"测试，这样她就可以测试她的负面预测了。

在填完这个测试的答案后，梅琳达决定根据重新计算的风险采取行动。她发现自己确实喜欢新的挑战。她回顾了自己最有毒的想法，并提出了一个替代想法（见练习表 6-20）。

练习表 6-19　梅琳达的反思负面预测测试

---

1. 我有多少次预测到这种结果，又有多少次真的发生在我身上？

　　在我的生活中还有其他我认为自己做不到的挑战。我以为自己上不了大学，但我上了。事实上，我没有在自己很重要的事情上有过失败。

2. 这种事在我认识的人身上经常发生吗？

　　在我的记忆中，这家公司从来没有出现过有人被提拔后又被解雇的情况。

---

3. 如果别人做出这样的预测，我会同意吗？

　　不一定。我的预测是基于过去的表现，我觉得自己的生活还不错。

4. 假设这一切会发生只是因为我害怕它会发生，还是它真的有可能发生？

　　当然，我也有可能无法胜任这份工作。但显然，我做了一些毫无根据的假设。毕竟，我已经成功地完成了一个月的工作。

5. 从我过去的经验来看，我的可怕预测可能会发生吗？

　　同样，在过去的一个月里，我做得很好。回想起来，我从来没有在任何重要的事情上失败过。

练习表 6-20　梅琳达的替代想法

　　我不觉得自己是个领导者，但事实证明并非如此。我有能力，而且我正在做！

练习

选择一个你最有毒的想法，使用"测试想法"策略来设计一个有效的反应。

1. 当你发现自己对即将发生的事情或情况做出负面预测时，写下你最有毒的想法。
2. 完成练习表 6–21 中的反思负面预测测试。
3. 根据你重新计算的风险，做你害怕的事情。
4. 在练习表 6–22 中，写出你原来预测的想法的替换想法，并在将来类似的情况下使用它。

假设你的答案告诉你，可能性对你有利，那就继续测试你的负面预测吧。投入其中，做你害怕的事，然后在练习表 6–22 中记下原始有毒想法的替代想法。

练习表 6–21　我的反思负面预测测试

1. 有多少次我预测到了这个结果，又有多少次它真的发生在我身上？

_____

_____

_____

2. 这种事在我认识的人身上经常发生吗？

_____

_____

_____

（续表）

3. 如果别人做出这样的预测，我会同意吗？

_____

_____

_____

4. 假设这一切会发生只是因为我害怕它会发生，还是它真的有可能发生？

_____

_____

_____

5. 从我过去的经验来看，我的可怕预测可能会发生吗？

_____

_____

_____

_____

练习表 6-22　我的替代想法

_____

_____

_____

_____

　　如果出现不好结果的概率很高，请阅读本章下一节的"想象最坏的情况"策略，在那里你可以找到应对不好结果的技能。

想象最坏的情况

上一节向你展示了如何重新思考风险，因为通常情况下，当人们情绪低落或焦虑时，他们会大大高估坏事发生的可能性，并严重低估自己的应对能力。

但是，为了防止你开始有不同的想法，本节并不试图说服你坏事永远不会发生。人会生病，事故会发生，关系也会结束。事情总会发生，有时真的很糟糕。然后呢？想象自己在处理最坏的情况是一个有用的练习，因为它能帮助你明白，无论你害怕什么，你都能渡过难关。

警告

在疫情全球大流行期间，全球已有数百万人死亡，这确实是最坏的情况。然而，你可以通过遵循健康指南来降低患病的概率，比如戴口罩、接种疫苗、远离人群和洗手。那些因年龄、既往病史或其他因素而处于高风险的人应该更加谨慎。大多数最坏情况的实际风险并不高。

例如，下面的场景向你展示了最坏情况情景测试如何帮助玛莎（Martha）作出决定，并为她的有毒想法开发一个替代想法。

示例

玛莎已经单身20年了。自从痛苦地离婚后，她有过几次随意的约会，但工作和抚养孩子让她的注意力不在发展一段认真的恋爱关系上。现在50岁的玛莎爱上了一个特别的人，而他也有同样的感觉。然而，她发现自己因为害怕事情不会成功而退缩。她预测，如果她对这段关系做出承诺，她的伴侣最终会拒绝她，而她无法忍受。玛莎认为她最有毒的想法是："我宁愿永远孤独，也不愿再次承受被拒绝的痛苦，我认为我无法应付。"

玛莎做了练习表6-23中所示的最坏情况测试，以确定并克服她最大的恐惧。

练习

现在玛莎准备设计一个更现实的替代想法（见练习表 6-24）。

练习表 6-23 玛莎的最坏情况测试

1. 我以前遇到过这样的事吗？

　　我被前夫抛弃了。我花了不少时间，但我挺过来了。今天，我真的很开心。

2. 这对我一年后的生活有多大影响？

　　如果他拒绝我，我会很受伤，很孤单。我已经习惯独处好一阵子了。一年后，我想自己还会很伤心，但我会从被拒绝的最糟糕阶段走出来。

3. 我知道有人遇到过这样的事情吗？他们是怎么做的？

　　我有很多朋友都失恋了，他们通过保持积极心态和寻求他人的支持来渡过难关。我的几个朋友去做了心理治疗，他们说有帮助。

4. 我认识可以寻求帮助或支持的人吗？

　　这些年来，我建立了相当好的朋友网络。我知道我可以得到他们的支持，我的家人也一直支持我。

5. 我能从这个挑战中想出一个创造性的、新的可能性吗？

　　如果这次恋爱关系不能成功，我想我会自愿在另一个国家为人类家园组织（Habitat for Humanity）工作。我一直想做这样的事，我喜欢旅行和结识新朋友。我认为这段经历对我来说很有意义。

练习表 6-24 玛莎的替代想法

　　如果我真的被拒绝了，我也能接受。我爱死他了。现在我更想挑战，把自己投入到这段恋爱关系中，看看会发生什么。

选择一个你最有毒的想法，用最坏情况策略来设计一个有效的反应。

1. 当你发现自己在思考一个你认为自己无法应对的最坏情况时，写下你最有毒的想法。
2. 完成练习表 6-25 中的最坏情况测试。
3. 用练习表 6-26 所写的替换想法修复你的有毒想法。

牢记

使用本章中的技能来对抗有毒想法。把你的每一个有毒想法都找出来，一次一个。你修复的想法越多，受益就会越多。

练习表 6-25　我的最坏情况测试

1. 我以前遇到过这样的事吗？

_____

_____

_____

2. 这对我一年后的生活有多大影响？

_____

_____

_____

3. 我知道有人遇到过这样的事情吗？他们是怎么做的？

_____

_____

_____

（续表）

4. 我认识可以寻求帮助或支持的人吗？

_____

_____

_____

_____

5. 我能从这个挑战中想出一个创造性的、新的可能性吗？

_____

_____

_____

_____

练习表 6-26　我的替代想法

_____

_____

_____

_____

_____

对第 6 章的反思

　　本章充满了克服焦虑和抑郁思维的练习和想法。认真完成它——这不是一个定时测试。在完成练习并以新的、不同的方式审视你的想法后，花时间利用练习表 6-27 中的空白来反思你的新见解。

练习表 6-27　我的反思

_____

_____

_____

_____

_____

第 7 章 | **审视有问题的假设**
Looking at Problematic Assumptions

在本章

» 理解假设的力量

» 发现有问题的假设

» 改变或替换你的假设

当人们每天早上起床时，他们睁开眼睛，看看世界。有些人从床头柜上拿起眼镜，而有些人需要起来戴上隐形眼镜才能看得更清楚，还有一些幸运的人拥有完美的视力。

大多数人不知道的是，每个人对现实的看法都会被一些特殊的假设所改变。假设你对自己、你与他人的关系以及你的世界持有强烈的信念或观点，这些观点将会有力地影响着你对事件的反应、解释和感受，但你可能没有意识到自己持有这些观点。

也许你知道有些人戴着玫瑰色的眼镜看世界。作为永远的乐观主义者，他们看到每件事每个人最好的一面，你可以说这些人的假设过于乐观了。另一方面，你可能认识一些人，他们通过黑暗、阴影来看待世界，他们总是往最坏的方面想，很少看到事情积极的一面；换句话说，他们有悲观的假设。

有没有想过为什么人们对同一事件的反应有着截然不同的情绪和行为？为什么有些人在堵车时会非常生气，而另一些人却像禅宗一样耐心等待？为什么有些人对逆境的反应是极度焦虑，而另一些人则是愤怒或沮丧。人们通过他们的假设看待世界的方式，决定了他们对日常生活的反应和感受。

如果把假设作为个人眼镜镜片的处方，它可能会导致你的视力准确、轻微失焦或严重失真。在本章中，镜片将被用作假设性质的隐喻。

本章帮助你理解假设的本质。你对人、对事，甚至对自我形象的看法，都取决于你透过什么镜片看。理解假设是如何工作的，有助于你意识到镜片是脏的、裂的、烟熏的、有颜色的还是透明的。下面的小测试会告诉你应该从哪些角度看待问题，以及它们是如何给你带来情绪问题的。"改变你的假设"一节中接下来的练习展示了如何改变有问题的假设。

检查无益的信念

每个人对生活都有一些不容置疑的假设，许多假设是相当有用的。例如，白天之后是夜晚、必须纳税、食品在杂货店、大多数司机会在红灯前停车、努力工作通常会有回报，这些假设都没错，不质疑这些假设会让生活更有效率。想象一下，如果没有人认为红色意味着停止，绿色意味着通行，交通将会多么混乱。或者只是考虑一下，如果你在百货公司、学校和图书馆寻找食物，而不是假设你会在杂货店找到食物，你会浪费多少时间。

毫无疑问的假设还包括对世界和人类如何运行的看法，这些假设或信念影响了你对自己和发生在你身上的事情的感觉。例如，你可能会透过完美主义的镜片，相信你必须一直都是完美的。或者你有一种脆弱的观点，认为世界是一个危险的地方。当你探索这些假设时，你会发现它们构成了你最痛苦的情绪基础，比如抑郁、焦虑、担心、易怒、忧虑，甚至愤怒。

牢记

假设是你赖以生存的广泛主题或期望。这些主题直接影响你的各种想法，进而影响你对发生在自己身上的事情的感觉。每个假设都可以由许多类型的事件激活。

示例

肖娜和戴安娜在当地一家医院当护士，她们都申请了一个开放的管理职位。虽然肖娜和戴安娜都非常合格，但另一家医院的护士得到了这份工作。肖娜愤怒地回应道："那份工作是我应得的，管理部门无权把这个职位给别人。我觉得自己被欺骗了，不受尊重。我又生气又沮丧。"

　　戴安娜的反应截然不同。她沮丧地说："我确信他们选择其他人的决定是正确的。我不应该让主管说服我去申请，我不是做管理的料。"

　　肖娜和戴安娜有着截然不同的人生假设。肖娜有一种权利的假设，认为她应该得到最好的。她觉得这个世界欠她的，如果她想要什么就应该得到什么。另一方面，黛安娜透过缺乏信心的镜片看问题。她认为自己不够好，别人比她有更多的技能和天赋。她认为自己不能胜任这份工作，即使她的主管说她有合适的能力和背景。

　　同样的事件，不同的想法，不同的感受。肖娜的权利假设使她在需求得不到满足时容易紧张、愤怒和沮丧。当戴安娜的能力被质疑时，她缺乏信心的镜片将她引向了抑郁的方向。肖娜和戴安娜将各自的假设应用于她们生活中的许多不同事件。例如，当她们都遇到了意想不到的交通堵塞时，都通过自己的视角来看待这件事，从而体验到不同的想法和感受。肖娜的权利假设让她感到愤怒，并有这样的想法："这个镇上没有人会开车，都是白痴！"黛安娜透过缺乏信心的信念责备自己："我应该早点出发。我今天早上怎么没听路况报告？我真是个白痴！"

　　在了解了一些有问题的假设之后，是时候看看哪些假设会影响你和你的生活了。毕竟，改变你的感受方式是从识别有问题的信念开始。如果你不知道你自己的假设，你就无能为力。

认识有问题的假设

　　有问题的假设可能是无限的，下面的列表强调了那些往往会导致焦虑和抑郁等最严重情绪困扰的假设。仔细看看这些假设，然后做练习表 7–1 中的测试，看看哪些镜片会扭曲你对自己、周围的人以及世界的看法。

> » **认同成瘾：** 这种假设导致一个人不断寻求他人的认同，批评
>   会立即产生痛苦感——焦虑或抑郁。
>
> » **寻求控制：** 控制狂需要掌控一切，不信任任何人。他们依靠
>   自己，直到面对疲惫或绝望。
>
> » **依赖型：** 持有这种假设的人觉得自己无法管理自己的生活。
>   他们需要有人来指导自己生活的方方面面，当他们被抛弃时，
>   会伤心欲绝。
>
> » **权利：** 那些有权利假设的人认为他们有权得到他们想要的任
>   何东西。当不能随心所欲时，他们会以强烈的愤怒和震惊来
>   回应。
>
> » **缺乏信心：** 感觉缺乏信心的人会认为自己低人一等。他们认
>   为自己无法达到别人的标准，并倾向于回避挑战。
>
> » **完美主义者：** 这个有问题的假设告诉他们，必须把每件事都
>   做得完美，否则他们就会彻底失败。完美主义者不可避免地
>   未能达到自己不可能达到的标准，往往会变得焦虑或沮丧。
>
> » **不值得：** 觉得不值得的人认为不配让好事发生在自己身上。
>   他们很少寻求帮助，也不指望别人考虑。
>
> » **脆弱：** 那些有脆弱镜片的人认为世界是一个危险的地方，他
>   们无法应对生活中的挑战，无论大小。

练习

练习表 7–1 中的问卷旨在澄清哪些镜片可能会给你带来麻烦。在确定了你的镜片之后，你会发现它们是如何工作的，它们来自哪里，最重要的是，你可以对它们做些什么。在开始复选练习表中适用于你的陈述之前，请考虑以下提示。

» **尽可能诚实地回答。**有时，人们会以他们认为应该的方式来回应，而不是以诚实的自我评价来回应。自欺欺人是没有用的。

» **花时间反思发生在你身上的、与每个假设相关的各种事件和情况。**你不应该匆忙完成这项任务。

» **根据你在与每个假设相关的情况下的感受和反应来回答。**例如，如果你经常感到自己缺乏信心，但你心里知道其实不是，当你的能力受到质疑时，就根据你的感觉来回答，比如当你被要求发表演讲时。

» **不要担心前后矛盾。**例如，如果你是一个完美主义者，当你犯错误时，你也可能经常感到自己缺乏信心。或者，如果你通常觉得自己不值得和不配，当你的需求意外得不到满足时，你可能会发现自己感到非常愤怒和有权利欲。

» **每个假设之后都有五个与假设一致的陈述。**在练习表 7-1 中，对适用于你的每个陈述回答正确或错误。

练习表 7-1　有问题的假设问卷

正确	错误	有问题的假设
		认同成瘾
		别人对我的评价是非常重要的。
		如果有人不同意我的观点，我会非常沮丧。
		我讨厌别人批评我。
		我几乎从不拒绝别人，即使是在不方便的时候。
		我觉得自己必须对身边的每个人都好。
正确	错误	**寻求控制**
		没有什么比对自己所做事情失去控制更糟糕的了。
		除了我自己，我不喜欢为任何人工作。
		我喜欢一切都是可预测且按计划进行的。
		我更喜欢对每件事和每个人负责。
		我不授权，我要参与每一个决定。

（续表）

正确	错误	依赖型
		我需要别人的很多支持和帮助。
		我缺乏独立做事的信心。
		对自己做的一切，我都需要很多安慰。
		我喜欢团队合作，不喜欢带头。
		不能和朋友或家人在一起时，我感到没有安全感。
正确	错误	权利
		我有权在想要的时候得到我想要的。
		当不能随心所欲时，我就会生气。
		我觉得我比大多数人都强。
		人们应该不遗余力地关注我。
		我的需求优先于他人。
正确	错误	缺乏信心
		我在很多方面都不如别人。
		我避免接受艰难的挑战。
		我害怕冒险，因为我可能会失败。
		我宁愿坐以待毙也不愿搞砸。
		我就是做不好。
正确	错误	完美主义者
		如果我不能做好一件事，我就不会去做。
		最轻微的瑕疵都是不能接受的。
		犯错误时，我感觉很糟糕。
		做事有正确的方法和错误的方法。
		我沉湎于我一生所犯的错误中。
正确	错误	不值得
		我把自己的需求放在最后。
		当有人赞美我时，我会感到不舒服。
		我从不向其他人寻求帮助或支持。
		我不配获得成功。
		我不认为自己能很好地应对生活中的挑战。
正确	错误	脆弱
		我总是担心不好的事情发生。
		世界是个危险的地方。
		我经常思考所有可能出现的威胁。
		我相信每一天都充满了危险。
		我认为现在解决世界上的问题已经太迟了。

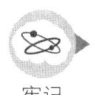

牢记

对于任何有问题的假设，如果你认可三个或三个以上的项目是正确的，可能会不时给你带来麻烦。如果发现你有很多有问题的假设，不要担心，许多人都有一系列这样的信念。改变需要时间，但你可以做到——一次一个镜片。

现在花几分钟时间反思一下问题假设问卷的结果。在练习表 7-2 中，首先列出你认可的三个或更多陈述的假设，然后记下这些信念或镜片是如何让你产生困扰情绪的。如果你不太确定这其中的联系，不要担心，在本章接下来的几节中，将有更多的方法来了解这些假设对你生活的影响。

练习表 7-2　我的反思

_____

_____

_____

_____

_____

假设是如何起作用的

你可能想知道这些假设会带来多少麻烦，为什么它们是大多数混乱情绪的根源。本节中的例子让你了解它们是如何恶作剧的。本节中的练习可能会让你相信，变形镜片对你的"视力"和情感生活有多大的影响。

在确定了你有问题的假设之后，最好考虑更多关于这些信念是如何导致有问题的想法和感觉的例子。注意这些假设是如何反映一个广泛的主题，而这些想法是如何针对给定的事件的。

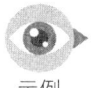
示例

艾曼（Ayman）、保罗（Paul）和韦恩（Wayne）是朋友和邻居。三人都有同龄的女儿，也是最好的朋友。一天晚上，女孩们回家晚了，三个人的反应非常不同。看看有问题的假设是如何影响父亲们对这一事件的解读和对女儿的反应的。

艾曼有缺乏信心的假设。他觉得自己做错了什么，即使不是他的错（见练习表 7-3）。

保罗有寻求控制的假设。他喜欢负责，当别人挑战他的权威时，就会感到不舒服（见练习表 7-4）。

练习表 7-3　有问题的假设对艾曼的影响

事件：我女儿晚回家 30 分钟

有问题的假设	想法	感受
缺乏信心：我永远无法为我的家庭做到最好，我很难掌控自己的生活。	我一定是个糟糕的父亲，不然我女儿会准时回家。	悲伤和沮丧。

练习表 7-4　有问题的假设对保罗的影响

事件：我女儿晚回家 30 分钟

有问题的假设	想法	感受
寻求控制：我喜欢掌管一切。	她怎么敢晚回家？我是她的父亲，她最好尊重我，照我说的做。	愤怒和焦虑。

韦恩的主要假设是脆弱。他担心自己所关心的人处于危险之中，无法拯救他们（见练习表 7-5）。

练习表 7–5　有问题的假设对韦恩的影响

事件：我女儿晚回家 30 分钟

有问题的假设	想法	感受
脆弱：我担心失去自己在乎的人，世界是个危险的地方。	哦，不！她很可能出了意外。她可能会受伤，如果失去了她，我就无法活下去。	恐惧和焦虑。

练习

　　这三个例子向你展示了这些无处不在的假设是如何影响人们的想法和感受的。你猜怎么着？轮到你来完成有问题假设的影响练习表（见练习表 7–6）了。填写这些练习比只是阅读要有效得多，所以不要忘记做这些练习。

1. 当事件发生时，你注意到痛苦的感受，请把它写下来。这个事件可以是你的世界里发生过的事情，也可以是你脑海里闪过的事情。不管是什么，都要具体一点。

2. 在中间一栏写下你对这件事的想法或解读。换句话说，描述你如何感知或思考这件事。如果你在这一步上有困难，请翻到第 6 章了解更多关于事件和想法的信息。

3. 在右栏写下你对这件事的感受。查看第 4 章的"每日不愉快情绪清单"，你就会有一份情绪清单。

4. 回顾练习表 7–1 中的有问题假设问卷（你做了，不是吗？），想想哪个假设最符合你的想法和感受，并把它写在左栏里。你可能会发现不止一个假设适用。此外，根据你在练习表 7–2 中记录的反思，包括对假设的简要定义。请随意缩短或调整定义，使其更适合你。

5. 在练习表 7-7 中，反思这个练习告诉你有问题的情绪以及它们的来源。

练习表 7-6　有问题假设的影响

事件：

有问题的假设	想法	感受

事件：

有问题的假设	想法	感受

事件：

有问题的假设	想法	感受

练习表 7-7　我的反思

欲获得更多表格副本，请访问 www.dummies.com/go/anxiety&depressionworkbookfd2e。你填写的表格越多，你就越能理解这些"镜片"是如何影响你的生活的。

许多人发现，与咨询师一起完成这些练习有助于他们整理不同的感受、想法和假设，这项练习对长期改善情绪尤其重要。

假设的起源

通常，你的"镜片处方"是在你的童年时期制定的。人们来到这个世界时，不会认为自己缺乏信心、不值得、有权利或完美主义。相反，他们通过反复的经验来学习这些模式。假设来自虐待、抛弃、背叛、过度赞扬、严厉批评、自然灾害、损失、拒绝和其他情感上重大的事件。

一些有问题的假设甚至来自善意的父母，他们无意中（可能是因为他们自己的生活经历）走到了极端。例如，一些父母担心得太多，以至于过度保护孩子，孩子随后会感到脆弱。其他父母可能会以爱和关怀的名义过分溺爱孩子，他们的孩子最终可能会觉得自己有权利。

在理解和改变你的假设的道路上，反思是什么导致你最先获得了自己的"镜片"是有帮助的。当你理解了这些起源，就可以释放自己疯狂、怪异或一团糟的想法。自我宽恕释放的能量可以用来研磨新"镜片"以获得更好的"视力"。花几分钟想想你童年的哪些经历导致了你有问题的假设，在练习表7-8上记录这些反思。

练习表 7-8   我的反思

_____

_____

_____

_____

改变你的假设

完成前面几节的练习后，你应该知道是哪些镜片或假设导致了问题。本节为你提供三种重新研磨镜片的方法。如果你能把旧镜片扔到垃圾桶里，或者把它们扔在地上踩一下，那就太好了。但这些镜片几乎由防碎的材料组成——毕竟，它们是从强烈的情绪混乱中投射出来的。因此，你需要缓慢而谨慎地进行。

警告

你可能会发现改变假设的任务比你想象的更具挑战性。即使你投入了大量的时间和精力，当累了或有压力时，你可能会发现自己在通过过时的处方看世界。没关系，你需要一段时间才能适应新处方。你一定会出于习惯使用旧处方，你的目标只是更经常地使用新镜片而不是旧镜片（直到你甚至找不到旧镜片为止）。如果你觉得这个任务太难，请咨询心理咨询师。

区分过去和现在

假设通常是从童年时期的情感重大事件中发展而来，当结合这些事件来看时，它们是有意义的。这些年来，你的世界毫无疑问发生了巨大变化，但你可能仍然会透过许多老镜片看世界，而这些镜片并不能让你清晰地看到当下的现实。

示例

汉娜（Hannah）形成了完美主义这个有问题的假设。作为一个孩子，当她不完美时，就会受到严厉的批评，所以"镜片"帮助她避免了一些批评。这个镜片可以让她很好地适应当时的生活，但今天作为一个成年人，当她失败时，完美主义镜片会让她焦虑、有压力，甚至抑郁。此外，在她的生活中，没有人像她的父亲那样挑剔。所以，她不需要保持完美来避免今天的严厉批评，完美主义镜片扭曲了她的视力。汉娜完成了练习表 7-9 中的"过去和现在练习"，以帮助她理解自己过去的经历是如何导致她对当前的触发因素反应过度的，看到这种联系会帮助她改变有问题的假设。

练习表 7-9　汉娜的过去和现在练习

有问题的假设	童年的印象（s）	当前的触发因素
完美主义：我觉得我必须把每件事都做得完美。如果我没做到，那就太可怕了。	如果我把衣服弄脏了，我妈妈就会对我尖叫。	如果有瑕疵，我会发疯。我上衣上的污渍让我发疯。
	我父亲对任何事情都不满意，除了全 A。即使我拿到了，他也不为所动。	我不能忍受在工作中被人评价，连续几天失眠。哪怕只是一个"良"，也会让我感到沮丧。
	我的父母谈论别人时，他们几乎对所有人都表示失望。	我评判自己所做的一切——我的头发、我的清扫、我的工作、所有一切。有时我在一些小事上对别人的评价太苛刻了。

示例

　　11 岁的亚当（Adam）有一个温暖而体贴的家庭。他住在一个很好的社区，就读于一所声誉良好的公立中学。他很聪明，但并不特别出色。他善于运动，有很多朋友。简而言之，他不太可能成为有问题假设的人。

　　悲剧的是，在一个美丽的秋天，一个精神高度失常的同学带着枪来到学校，枪杀了三个学生。亚当目睹了这一事件，受了轻伤。随后，亚当做了噩梦，梦到了事件的侵扰性图像，受到了惊吓。可以理解，亚当形成了一种脆弱的假设或人生观。

现在亚当已经成年，焦虑常常压倒他。他脆弱的假设是由表面上与原始创伤相似的事件激活的。亚当完成了练习表 7-10 中的"过去和现在练习"，以帮助他理解自己过去的经历如何影响他现在的反应。这种联系帮助他开始改变自己最初的假设。

警告

一些经历过创伤的人会患上创伤后应激障碍，这是一种严重的慢性疾病。如果你有噩梦、闪回、逃避或被过去的记忆触发时高度兴奋等症状，请寻求心理咨询。

练习表 7-10　亚当的过去和现在练习

有问题的假设	童年的印象（s）	当前的触发因素
脆弱：我很害怕。这个世界让人感觉非常危险。	一把枪指着我的画面深深地烙在我的脑海里。我听到了孩子们的尖叫声。我看到血，感到灼热的疼痛，以为自己要死了。	当有人突然在路上挡住我的去路时，我也会感到同样的肾上腺素激增和恐惧。
		人群让我感到紧张，我发现自己小心翼翼。
		每当遇到新朋友，我就会焦虑，很难信任他们。即使是最善良的人，我也会怀疑他们的动机。

练习

你知道这个套路。对于本章前面练习表 7-1 中确定的每一个有问题的假设，请花一些时间填写"过去和现在练习"（参见练习表 7-11）。每当你的一个有问题的假设被激活时，回到这个表格来提醒你自己，你今天的感受和反应更多的与过去有关，而不是与你当前的现实有关。

1. 在左栏中，写下你的问题假设问卷（见练习表 7-1）中复选的三个或三个以上有问题的假设。根据你在练习表 7-2中的反思，写下对这个信念的简要定义。请随意缩短或调整定义，使其更适合你。

2. 反思你的童年，在中间一栏记录所有可能与你有问题假设有关的记忆或图像。回顾练习表 7-10 的想法。

3. 注意那些触发你的假设的事件，并在它们发生的时候把它们写在正确的栏里。

练习表 7-11　我的过去和现在练习

有问题的假设	童年的印象（s）	当前的触发因素

提示

　　因为每个镜片通常都有多个相关的图像和各种触发因素，所以你应该为每个有问题的镜片都单独填写表格。当你有问题的镜片被触发时，回顾一下这个练习，提醒自己你的反应实际上是什么。

警告

　　对于几乎所有有问题的假设，你都需要采用一系列策略来感受其明显的好处。不要指望一次练习就能治愈你，如果你自己的努力效果还不够，请考虑专业帮助。

　　完成练习后，花些时间反思一下你对自己和感受的了解，并将你的反思记录在练习表 7-12 中。

练习表 7–12　我的反思

计算成本和收益

改变长期持有的假设的过程会引起大多数人的焦虑，这是因为他们相信（无论是有意识的还是无意识的）这些坚定的信念在某些重要的方面可以保护他们或使他们受益。例如，如果你有一个脆弱假设，你可能认为将世界视为危险可以帮助你避免伤害。或者如果你有依赖的信念，你可能会认为它能引导从你真正需要的人那里找到帮助。

但你可能没有意识到你的信念的代价，本节将帮助揭示有问题假设的隐藏成本。只有当你完全相信你的假设对自己弊大于利时，你才有动力去改变它们。

示例

卡梅隆（Cameron）是一名 22 岁的大学生，喜欢享受美好时光。他通过权利假设来看待他的世界，很少给自己或别人设限，也认为自己不应该这么做。他想什么就说什么，想做什么就做什么。一直以来，他的高智商和随和的性格一直使他获得认可。

最近，卡梅隆的饮酒量不断升级，而且一直没有得到很好的控制，经常在酒吧待到关门。宿醉会导致他旷课，他的成绩也从刚及格下降到不及格的水平。卡梅隆因酒后驾车被抓，也是同一周他被留校察看。他逃避这些事件的影响，变得愤怒，然后沮丧。他的父母很震惊，鼓励他去学生心理健康中心看医生。

在发现卡梅隆总是以一种有权利的眼光看待问题后，心理医生建议他填写一份成本 / 收益分析，以证明他总是能得到自己想要的东西。因为患者在接受治疗时往往会低估他们的假设的好处，心理医生建议首先考虑他的假设的好处（见练习表7–13）。

练习表 7–13　卡梅隆的成本 / 收益分析（上）

假设：有权利。我相信自己应该快乐，得到我想要的。我应该做自己想做的事，表达感情和做感觉好的事是很好的。	
收益	**成本**
做我想做的事感觉很好。	
我知道如何度过美好的时光。	
我不需要做规则的奴隶，也不需要别人告诉我做什么。	
我的朋友们知道我想什么就说什么，我很诚实。	
我喜欢表达我的感受，不管别人怎么想。	
我不需要否认自己的需求。	

卡梅隆不费吹灰之力就弄清楚了他这个有问题的假设的好处。事实上，在这一点上，他甚至不确定镜片是否有问题。然而，他的心理医生敦促他仔细考虑他的有权利假设的负面后果或成本。练习表7–14显示了卡梅隆完成的成本 / 收益分析。

练习表 7-14　卡梅隆的成本 / 收益分析（下）

假设：有权利。我相信自己应该快乐，得到我想要的。我应该做自己想做的事，表达感情和做感觉好的事是很好的。

收益	成本
做自己想做的事感觉很好。	当时感觉很好，但后来我就宿醉了。
我知道如何度过美好的时光。	我有一段时间过得很好，但我的成绩受到了影响。
我不需要做规则的奴隶，也不需要别人告诉我做什么事情。	当我不遵守喝酒不能开车的规定时，我酒后驾车了，在警局待了一晚。我不想再发生这种事了。
我的朋友们知道我想什么就说什么，我很诚实。	我知道我的话伤害了一些好朋友，我不喜欢那样做。
我喜欢表达自己的感受，不管别人怎么想。	说出自己的感受并不总是明智的。我扑克玩得很烂，愤怒有时会给我带来麻烦。
我不需要否认自己的需求。	最终，这一切都会让我吃苦头的。
	我的生活已经失控了。
	我想在生活中取得成功，但那根本不是我的目标。
	我的很多朋友看起来都比我成熟。我曾经认为他们只是无聊，但我发现，在某些方面他们似乎比我更快乐。

　　当卡梅隆完成他的成本 / 收益分析时，他意识到："我那有权利的信念正在毁掉我的生活！"在他看来，这是一个真正的问题，他越来越想为之做点什么。

练习

　　成本 / 收益分析可以帮助你激发动力，重新审视有问题的镜片或信念。花点时间仔细完成练习表 7-15 中的练习。

1. 写下你在练习表 7-1 中发现的一个有问题的假设。另外，根据你在练习表 7-2 中的反思，写下对这个信念的简要定义。请随意缩短或调整定义，使其更适合你。

2. 考虑你有问题假设的所有可能的好处，并将其记录在左栏中。有时这些可能很容易实现，其他时候可能需要反思一下。把你想到的一切都写下来。

3. 在右栏中，记录有问题假设的所有可能的成本。首先看看假设的好处，然后反驳，这是个好主意。接下来，写下你想到的所有成本。

4. 仔细检查你的成本 / 收益分析，判断缺点或成本是否大于优点或收益。在练习表 7-16 中写下你的结论。

练习表 7-15　我的成本 / 收益分析

假设：

收益	成本

请访问 www.dummies.com/go/anxiety&depressionworkbookfd2e 打印更多的表格副本。你需要为你发现的每个有问题的假设填写一份表格。

练习表 7-16　我的反思

_____

_____

_____

_____

_____

对有问题的假设采取直接行动

前两节的练习旨在提升你的动力，并为改变你的假设做好准备。在本节中，制订行动计划的指导方针将向你展示如何准备对那些无益的信念进行全面攻击。准备好了……设定……出发！

要解决行动步骤，首先要弄清楚你的假设对你、你的情绪和你的生活产生了什么影响。例如，如果你有完美主义的镜片，可能会意识到这种信念会导致过度紧张和担忧，基本上你会沉迷于每个小错误。

为了帮助你制定自己的行动步骤，练习表 7-17 为每个有问题的假设提供了一些例子。但不要让清单扼杀你自己的创造力，要勇于冒险。

提示

这些示例操作步骤只是一些想法，但如果其中一个或多个适合你的情况，那就太好了！然而，你的行动步骤需要特定地解决你有问题的假设影响你生活的方式。要让你的步骤小、可行、个性化。在你制定好行动步骤后，别忘了实际行动！如果你在执行一些行动步骤时遇到困难，试着把它们分成更小的步骤。

练习

在练习表 7–18 中填写至少三个假设问题的假设行动步骤。如果需要检查你的假设，请回顾练习表 7–1 和练习表 7–2。

练习表 7–17　有问题的假设的行动步骤示例

假设	行动步骤
认可成瘾	我会素颜穿运动衫去超市。 我会放弃取悦别人，为自己做点什么。我将不再试图比团队中的其他人多做两倍的工作。
寻求控制	我会让室友来决定饮食计划。我会克制自己不给已成年的儿子提财务建议。 我会开始倾听伴侣关于抚养孩子的意见。
依赖型	我要自己去餐馆吃饭。 我将在网上查找如何做来解决一些家务，而不是找一个勤杂工。 我将不再每天打电话给母亲寻求建议。
有权利	我不再要求别人立即满足我的需求，会尽量多做些妥协。 我将通过做志愿者来回馈我的社区。
缺乏信心	我将在社区大学学习一项新技能。 我会找一份要求更高、回报更高的工作。 我不会一直让自己失望。
完美主义	我会尝试在一天内犯下一堆微不足道的错误，以证明我能渡过难关。 在上交工作成果之前，我不会检查两次以上。我会尝试一些自己可能不擅长的新事物。
不值得	我会找人帮忙。 我会提醒自己，我值得拥有美好的东西。 我将要求加薪，这是我应得的。
脆弱	我会坐飞机，尽管这会让我害怕。我接种了疫苗，所以我要外出和朋友们一起吃午饭，尽管我仍然害怕新冠肺炎。 尽管我担心女儿开车，但还是会让她去学开车。

练习表 7-18　我的有问题的假设的行动步骤

假设	行动步骤
1.	1. 2. 3.
2.	1. 2. 3.
3.	1. 2. 3.
4.	1. 2. 3.

牢记

　　你看世界所通过的假设或镜片在很大程度上是基于你童年时期的环境和事件，而这些事件你几乎无法控制。因此，你不应该因为随身携带镜片而受到指责。但是，你确实有责任重新打磨镜片。重新打磨镜片是一项缓慢而艰巨的工作，需要耐心，但你的努力换来的新的、清晰的"视力"值得期待。

　　闭上眼睛，然后睁开。你的"视力"怎么样？清晰吗？在练习表 7-19 中写下你的一些想法和感受。

练习表 7-19　我的反思

_____

_____

_____

_____

第 8 章 | 管理正念与接纳自我
Managing Mindfulness and Achieving Acceptance

在本章

» 不去思考

» 拥抱感觉

» 与当下保持联系

安静地坐一会儿，注意你的呼吸，感受空气穿过鼻孔慢慢充满肺部的感觉。当呼气时，感受你的肺在收缩。如果有想法进入你的脑海，作为一个观察者去注意它们，让它们离开你，把注意力集中在你的呼吸上。

这种呼吸练习会让你进入正念状态。正念是在没有判断、分析和推理的情况下意识到当下的一种状态。换句话说，它是没有思考的意识（这就是为什么正念这个词真的应该是"无脑"，但是，唉，这个世界已经采用了"正念"这个词）。如果没有接纳，你就无法达到正念，这包括耐心和宽容，以及愿意毫无抗拒地去感受和体验"是什么"。本章指导你接纳自己的想法和感受，从而达到正念的境界。

专注于当下通常会减少抑郁和焦虑的症状，这是因为大多数让人痛苦的因素包括后悔、内疚、悲伤、创伤、过去的失望、对未来不快乐或危险的预测。多年的跨学科研究已经证实了正念在应对困难情绪方面的有效性。

为冥想腾出空间

冥想是用心体验当下的一种方式。冥想需要一段固定的时间、集中注意力和开放的心态。冥想有很多种，如呼吸冥想、行走冥想、静坐冥想、瑜伽、太极拳、专注于咒语的冥想和仁爱冥想。本节没有解释每一种类型，而是为你提供了一些关于冥想的提示，以及一个呼吸和专注于咒语的冥想的例子，你可以很容易地把它应用到你的每一天中。想要了解更多信息，可以看看史蒂芬·博迪恩（Stephen Bodian）编著，Wiley 公司出版的《冥想》（*Meditation for Dummies*）。

想法只是想法

关于冥想的一个常见误解是，练习的主要目标是成为一个空白的、完全专注的头脑。在最初的十几次冥想中，我的脑子里满是不想要的、不相关的想法，我努力把它们赶走，但根本不可能。我越努力地不去想任何事情，想的就越多。一大堆要做的事情，房间里空调的嗡嗡声，有人在背后咳嗽，每天的烦恼充斥着我的脑海。

随着时间的推移，加上额外的指导和实践，我学会了接受这些想法而不过分担忧。我越允许思绪来来去去，它们就变得越不令人烦恼。现在，经过多年的练习，我在冥想的时候仍然有想法，但它们不那么吸引注意力，也不会打扰我的练习。

注意你的想法，但不要过于重视它们。他们会来的，但让他们去吧。把你的注意力重新集中到你的呼吸、姿势、身体，或者一句咒语上。想法只是想法。

练习冥想

像任何技能一样，冥想需要长期练习。冥想的频率可能比时间的长短更重要，换句话说，每天十分钟的锻炼比每月几次一两个小时的锻炼更有益。如果你决定进行冥想练习，找一个适合你的时间，尽可能避免分心和干扰。然而，如果被打断，就继续。

你可以通过阅读文章、参加课程或使用应用程序来学习冥想。无论你选择什么，重点都应该是重复和一致性，不要在几次治疗后就放弃。如果给冥想一个机会，你可能会惊讶于通过耐心和坚持所获得的平静。

以下冥想策略可能有助于处理焦虑、抑郁或其他困难情绪的各种症状。它结合了呼吸和基于咒语的冥想技能，采取以下步骤：

1. 从表 8-1 的列表中选择一对词。左边一列是肯定的词，右边一列是否定的词。可以选择所有对你有意义的词组，也可以随意使用其他有意义的词。你可以将选择限制在一对词或添加更多词，你说了算。
2. 以舒适的姿势坐着，设置一个 10 分钟左右的定时（时间长短取决于你自己的需要）。
3. 做几次深呼吸，每次吸气都屏住几秒钟，然后慢慢呼出。闭上眼睛。
4. 接下来，当你吸气时，重复"我吸入……"一个积极的词，比如平静、宁静或和平。然后"我呼出……"一个负面的词，如担忧、恐惧或悲伤。

表 8-1　基于咒语的呼吸冥想

我吸入……	我呼出……
接纳	评判
安静	发紧
平静	焦虑不安
宁静	不安
爱	恨
可能性	无望
放松	苛刻
冷静	紧张
平和	愤怒
希望	绝望

提示
你也可以使用一个词的咒语，比如 Omm，或者只是专注于呼吸。一些教授冥想的人相信一种严格的、结构化的方法，但我发现一种更宽容、开放的策略似乎对许多人最有效。

从失去理智开始

你和你的头脑不一样。这是什么意思？你可能会想："这位作者看起来像是疯了，她简直是在胡说八道！"如果你这样想的话，完全没问题，但是，再多陪玩几分钟，然后完成接下来的几节怎么样？

区分观察和评估

坐下来，等待一个想法进入你的脑海。不要着急，很快就会来。当它来时，问自己这个问题：谁注意到了这个想法？显而易见的答案是你。观察、呼吸和体验的你与你的想法或大脑是不同的。

通过首先展示你如何轻易地陷入过度评估、评判的心理状态，下面的练习可以帮助你与正念觉察的自己建立联系。

示例
当我坐在办公室里写这一章时，我正在与我的评估、评判的头脑联系起来。在这个练习中，我的工作是批评我所看到的一切。因此，我对周围环境做出以下批判性的思考和判断：

» 到处都堆满了文件，真是一团糟！

» 谁会在这里工作？

» 怎么会有人能在这么小的空间里不停地打字呢？

» 在我最终砸碎并把它们扔到厨房之前，我要积攒多少个杯子？

> » 墙上那幅画是歪的。

> » 看看桌子下面这堆乱七八糟的电线，看起来像一个蛇坑。

> » 书架上的书太多了——看看上面的灰尘！

> » 看到那个装满回形针、荧光笔、钢笔和便笺纸的篮子了吗？
> 真是一团糟！

> » 这么乱，我永远也写不完这本该死的书！

我发现做这个练习很简单，因为我和其他人一样，很容易陷入一种判断、批判的心态。更具挑战性的任务是进入观察性的、非评估的头脑——换言之，仅仅是观察和体验周围的事物。以下是我在正念时的体验：

> 现在，我能听到外面的鸟鸣声，背景里是烘干机的声音，警告我衣服洗好了。我看到不同高度的文件堆在一起，平板电脑屏幕、光滑的木头桌子和架子、电话机，还有在地板上打盹的狗。我看到黑色和白色的电线缠绕在桌子下面。我摸到了键盘上的塑料按键、椅子上有质感的皮革、桌上光滑的纸，还有一杯冰茶。我也注意到自己的呼吸，正在轻轻地吸气和呼气。

在第一次评判自己的当下之后，我感到有点烦躁，不知所措、气馁。当我允许自己不加评价地去体验眼前的事物时，我就放松了。手头的任务似乎不那么艰巨了。我停止了自我贬低，很快发现自己被写作吸引住了。

练习

现在就做这三部分的练习。不要让诸如"这太愚蠢了""这对我有什么好处？"或"我有时间时会这样做"之类的想法阻

碍你。按照以下说明完成练习表 8-1，然后转到练习表 8-2 和
练习表 8-3。

1. 坐下来看看你周围的一切。

2. 在你看到的一切事物中寻找消极的东西。

3. 写下你想到的每一个批判性的想法。

4. 当你完成时，注意你的感觉，并把这些感觉写下来。

练习表 8-1　你的批判性思维状态

批判性想法：

1.

2.

3.

4.

5.

6.

7.

8.

9.

10.

写下批判性想法后的感受：

1. 重新审视你的周围，但这次不要评判或评价。与你的感觉建立联系，尽可能客观地描述你的体验，并在练习表 8-2 中写下这些体验。不要担心句子结构、标点符号或语法。

2. 注意你现在的感受，在练习表 8-2 中记下这些感受。

3. 反思这个练习，并在练习表 8-3 的"我的反思"下面写下你的结论。

练习表 8-2　观察你的思想状态

　　观察、感觉和体验：

_____

_____

_____

　　写下观察和体验后的感受：

_____

_____

_____

_____

练习表 8-3　我的反思

_____

_____

_____

_____

_____

收听和扫除脑海中的喋喋不休

抑郁和焦虑的大脑总是喋喋不休，这些喋喋不休通常会以苛刻或可怕的方式进行预测、判断和评估。把你大脑的一部分想象成一台喋喋不休的机器，它会产生一连串有毒的废话，包括：

» 我不够好。

» 我是个很糟糕的人。

» 我永远也做不到。

» 我不配得到好东西。

» 我是个废物。

» 如果尝试，我会失败。

» 我做不到。

» 没有人会喜欢我的。

» 如果我约他们出去，他们会拒绝我。

» 很快，人们就会知道我是个骗子。

» 我要崩溃了。

» 如果我得了癌症怎么办？

» 我可能要吐了。

» 如果我哭了怎么办？

练习

你有这样的想法吗？用这个练习收听它们。

1. 倾听那些在你脑海中隆隆作响的喋喋不休。

2. 在练习表 8-4 的左栏，写下你反复听到的评论。

3. 想想你的一个好朋友。把你想法的喋喋不休转变成一个关于你朋友的陈述，并把这个陈述写在右栏中。例如，把"很快，人们就会知道我是个骗子"改为"很快，人们就会知道你是个骗子，理查德"。或者从"我是个糟糕的人"变成"你是个糟糕的人，理查德"。

4. 想象一下向朋友表达这些想法会是什么感觉，并将你的反思记录在练习表 8-5 中。你从来不会对一个好朋友说这样的话，对吗？

练习表 8-4   脑海中的喋喋不休

脑海中的喋喋不休	对朋友的喋喋不休

练习表 8-5   我的反思

_____

_____

_____

_____

提示

考虑对你自己和朋友更友善一些。别对自己这么刻薄，当你的大脑充满消极情绪时，请记住你是想和自己做朋友。

和你喋喋不休的大脑玩耍

第 5、第 6 章和第 7 章向你展示了你头脑中的想法和信念是如何导致情绪困扰的。这些想法几乎总是被扭曲，建立在沙子的基础上——基于脆弱的证据或完全的扭曲。翻回那些章节，回顾一下你该如何向无用的想法和信念开战。

你当然可以向无用的想法开战，但有时战士需要休息或改变战术。本节要你改变战术，放下武器。与其去打仗，不如用幽默来消除有害的思想。毕竟，当你在笑的时候，很难感到不安。当你听到消极的话时，感谢你的大脑有这些想法。告诉你的大脑它多有创造力（是的，这其中包含的不只是一丝讽刺）。看一个例子，然后快乐地接纳你自己的想法。

示例

约瑟夫（Joseph）白天是一名狱警，晚上上大学。他讨厌自己的工作，希望获得咨询学位能让他改行。他的日程安排很紧张，有时他会感到气馁。他追踪自己大脑的喋喋不休，注意到三个反复出现的想法。在阅读并感谢自己的大脑之后，他写下了练习表 8-6 中所示的答案。

练习表 8-6　约瑟夫的感谢大脑练习

脑海中的喋喋不休	好玩的反应
我永远无法拿到学位。	谢谢，这是一种有用的看待事物的方式。
就算拿到了学位，我也不是个好辅导员。	哇，这太有帮助了！谢谢。
我这辈子都得做现在这份工作了。	好想法！我真的很喜欢你想出这么有创意的方法来帮助我。

练习

当你翻来覆去听到无益的想法时，试着感谢你的大脑。如果你把这种喋喋不休当真，肯定会把你拖垮的。但如果你与这些想法玩耍，你就能夺走它们的力量。按照这些说明完成练习表 8-7 中的练习，然后在练习表 8-8 中记录你的整体反思。

1. 注意你反复循环的消极思想。
2. 在左栏写下你反复听到的令人沮丧的想法。
3. 在右栏对你的大脑写一个有趣的回应。考虑赞美或感谢你的大脑。

提示

当你的大脑开始喋喋不休时，记住这个练习。感谢你的大脑，微笑吧！

练习表 8-7   我的感谢大脑练习

脑海中的喋喋不休	好玩的反应

提示

只是为了好玩，考虑尝试一些其他的方法来与你反复循环的大脑进行玩耍。试着把消极的想法和"祝你生日快乐"或"划、划、划你的船"的曲调一起唱出来。你也可以用不同的声音大声说出你的想法，比如用卡通人物的声音，或者用尖细的高音。当你以一种幽默的方式唱出或说出自我贬低的想法时，就很难认真对待它们。

练习表 8-8　我的反思

_____

_____

_____

_____

_____

达成接纳

每年冬天，我和丈夫都会开车一两次去新墨西哥州海拔3255 米的桑迪亚山脉山顶。我们喜欢在雪地里踩来踩去，有时还去越野滑雪。我们带着狗，它比我们更喜欢雪。

山顶的停车场通常都是铲过雪的，但有一次我们去的时候被困在了雪堆里。我是说真的被困住了，车轮徒劳地旋转着，我丈夫无奈地抱怨了几句。我提醒他，你必须接受自己的现状，才能到达你想去的地方。

于是，他把脚从油门上移开，让汽车向后摇晃。他再次轻轻地加油，直到轮胎开始旋转，然后再一次把脚从油门上移开。他继续摇晃着汽车，直到我们终于从雪地里逃出来。

提示

不，这不是一堂如何从雪堆里把车拖出来的教学课。相反，这里要传达的信息是，要向前迈进，重要的是放松一下，暂时接受你所处的位置。当时机成熟时，你才可以轻轻向前推进。

你想知道接纳与焦虑和抑郁有什么关系吗？每个人都会时不时地感到焦虑或悲伤，认识并接纳这些情绪很重要，因为如果你绝对无法忍受担心或沮丧，那么当你经历这些正常的情绪时，你会不可避免地感到更沮丧。换句话说，你会因为感到痛苦而更加沮丧和痛苦，这显然于事无补。

别误会，我希望你大部分时间都感觉良好。但据我所知，唯一不感到焦虑或悲伤的人类是死人。此外，如果你不知道悲伤，就很难知道快乐是什么。没有担忧，你就不会欣赏平静。要接纳一定程度的困难情绪作为你生活的一部分。

接纳负面情绪的一个方法是客观地看待它们。想象一下，你正在写一篇关于焦虑或抑郁经历的报告，为了准确地表达体验，你需要冷静地理解你情绪的本质。换句话说，不加评判地观察和接纳你的感受。当你这样做的时候，可能会发现自己的痛苦减轻了。无论你是抑郁还是焦虑，冷静地接纳情绪上的焦虑会帮助你处理不好的情绪，而不会变得更沮丧。阅读下面的例子，然后当你感到困扰的时候试试这个练习。

示例

凯尔西（Kelsey）需要更新她的驾驶执照，所以她在午餐时间跑到机动车辆管理处。虽然只有一个职员值班，但她很高兴看到前面只有四个人。后来排在队伍前面的那个人开始和职员争吵，争吵一直在继续，监事被叫来了。队伍排得越来越长，凯尔西看了看手表，开始担心能否按时回去工作。她回忆起"冷静地接纳焦虑"练习（见练习表8-9），并在她的脑海中过了一遍。

练习

下次你注意到不愉快的感觉时，请完成练习表8-10中的练习。如果你当时能奇迹般地把这本书拿出来，就立即写下你的反应。如果手头没有练习手册，尽可能多地回忆这些问题，并在脑海中回答它们或把它们录在手机上。主要的目标是采用客观的角度来描述你的感觉，而不是评判它。

牢记

这个练习的重点是接纳你当时的感受，而不是急于评价或判断。把自己想象成一个对客观观察和描述感兴趣的科学家。

练习表 8-9 凯尔西冷静地接纳焦虑

---

1. 写下你目前的身体感受。你的胃不舒服吗？出汗了吗？心脏在猛跳吗？肩膀感觉紧吗？客观地描述你身体里发生的一切。

　　我在来回摇晃。我能感觉到肩膀上的紧张，呼吸变得又快又浅，心跳甚至开始加快。真有趣。

2. 注意这些身体感觉的波动。随着时间的推移，感情的强度会有所不同。波浪是长还是短？波峰有多高？波谷有多低？

　　现在我注意到了，这些感觉每隔几分钟就会起起伏伏，它们不是恒定不变的。据我观察，它们似乎在降低。

---

3. 预测你的身体感受会持续多长时间，一分钟、一小时、一天、一年？

　　它们持续的时间可能不会超过我在这里的时间。

---

4. 冷静地注意你头脑中的想法。想象那些思绪飘在云端，把它们写下来，在它们飘走的时候说再见。

　　我注意到自己的想法很有趣。我在想，"我要迟到了，这太糟糕了""那个愚蠢的男人，他以为自己是谁啊？"这很有趣，但当我客观地倾听这些想法时，它们似乎并不那么重要。

5. 预测一下这些想法会持续多长时间，一分钟、一小时、一天、还是一年？

　　当我瞄准它们时，它们已经飘走了。

当你发现自己处于令人沮丧、无法避免的如下困境时，这个练习特别有用：

» 正在等待客服。

» 排长队。

» 参加无聊的会议。

» 穿过拥挤的人群。

练习表 8-10　冷静地接纳焦虑

1. 写下你目前的身体感受。你的胃不舒服吗？你出汗了吗？你的心脏在猛跳吗？你的肩膀感觉紧吗？客观地描述你身体里发生的一切。

_____

_____

2. 注意这些身体感觉的波动。随着时间的推移，感情的强度会有所不同。波浪是长还是短？波峰有多高？波谷有多低？

_____

_____

3. 预测你的身体感受会持续多长时间，一分钟、一小时、一天、一年？

_____

_____

4. 冷静地注意你头脑中的想法。想象那些思绪飘在云端，把它们写下来，在它们飘走的时候说再见。

_____

_____

5. 预测一下这些想法会持续多长时间，一分钟、一小时、一天还是一年？

_____

_____

» 遭遇旅行延误。

» 等待一个迟到的人。

» 面临截止期限。

» 被拒绝。

» 受到批评。

» 感到害怕。

» 冒个险，比如做演讲。

» 生病。

与当下联系起来

人们有一个相当奇怪的习惯，让他们的思想停留在过去或未来。在这个过程中，他们让自己很痛苦。如果你仔细想想，你会发现大部分让自己不开心或担心的事情都与过去已经发生或即将发生的事情有关，你对过去的过错感到内疚，担心未来的灾难。

当你把太多的时间花在过去或未来，一定会毁了你的现在，你会失去对当下的享受和快乐。现实很少像你的回忆或预言那样悲惨。

例如，我有一只很棒的狗叫墨菲，它喜欢坐在车里。奇怪的是，大多数情况下它乘车都是要去美容师那里，而它讨厌那个美容师，真的很讨厌那个美容师。然而，每当家里的车门一打开，它就迫不及待地跳进去，热情地把头伸出窗外，享受着风。到了美容店，它高兴地跳下车，想出去走走。然而，在离门口大约 20 米的地方，它看到了自己要去的地方，立刻扑通一声倒在了停车场的人行道上不肯动，我只好把它抱进去。

　　如果墨菲是一个人，她会在日历上标注她的美容日期，然后提前几天（如果不是几周的话）担心和沉迷于这个预约，肯定不会喜欢坐车去。这个例子告诉你你是如何错过现在的，因为你专注于过去或未来，所有那些快乐的时刻都迷失在忧虑中。

　　在练习表8–11中列出的练习有助于更专注于现在或当下。每天练习4～5分钟，你几乎可以在任何地方做，这个练习能使你恢复精神。（有些人需要使用计时器，因为一开始很难遵守5分钟规则，但随着你的练习成为常规，它会变得更容易。）

练习

　　安静的5分钟就能让你专注于当下。按照上面的步骤，然后花点时间在练习表8–12中反思你的感受。

练习表8–11　拥抱当下

1.舒服地坐在椅子上或地板上（只要你觉得舒服，地点并不重要）。

2.伸展双腿，双脚分开与肩同宽。

3.把你的手放在腹部，感受你的呼吸。慢慢呼吸，低而慢。

4.当你感到舒服时，闭上眼睛，继续想着你的呼吸。

5.当思想侵入时，随它们去。注意它们，看着它们飘走。保持呼吸——低而慢。

6.静静地坐着。当你开始练习时，可能会有一种抓挠身体某个部位的冲动。当那种感觉出现时，把精神集中在那个区域，欲望可能就消失了。

7.保持5分钟的静止。如果你感到肌肉紧张，把你的精神力量转移到那个部位。研究这种感觉，它就会过去。

练习表 8-12　我的反思

_____

_____

_____

_____

_____

　　几乎所有活动都可以用心进行，只与活动本身相联系，而不进行评判、评估或分析。例如，吃是一种经常发生的活动，因此给了你很多练习正念的机会。很少有当下时刻会引起剧烈的痛苦，正念会将你与当下联系在一起。正念与当下的联系需要一些练习，所以不要急于求成或评判你的成功或失败。相反，只是练习、练习、再练习。

练习

　　在任何一顿饭都可以尝试这种正念练习（见练习表 8-13）。你会发现自己慢下来，比以前更享受食物。事实上，有意识地吃东西的人通常更容易减肥（如果这是他们想要做的），因为他们不再为了摆脱不愉快的感觉而吃东西。完成这些步骤后，在练习表 8-14 中记录你的反思。

练习表 8-13   用正念方法吃

1.看看你要吃的食物。你的面前是什么颜色？它们是闪亮的还是暗淡的？纹理看起来像什么？它是光滑的、粗糙的还是富于变化的？

2.闻一闻食物。它闻起来是甜的、蒜味的、腥味的、刺鼻的还是其他味道？

3.取一小块食物放在舌头上。感觉如何？

4.轻轻地、慢慢地让这块食物在你的嘴里移动。你垂涎欲滴吗？这食物需要咀嚼吗？

5.当你咀嚼时，注意食物释放出的不同味道和质地。

6.当食物被嚼碎时，感觉它接近你的喉咙后部，吞下。

7.再开始吃下一块食物。

练习表 8-14   我的反思

PART 3

对抗焦虑的行动：行为疗法

在本部分

- ☑ 了解逃避是如何让你陷入困境的
- ☑ 为了身心健康，开始或保持锻炼
- ☑ 寻找日常乐趣
- ☑ 成为一个解决问题的能手

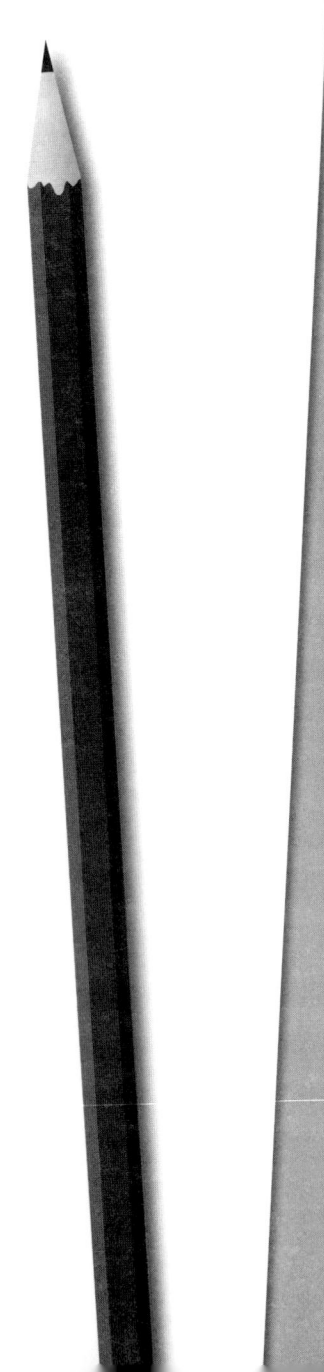

第 9 章 | 面对感受：不要逃避
Facing Feelings: Avoiding Avoidance

在本章

» 弄清你要逃避什么

» 努力克服焦虑、恐慌和抑郁

» 面对生活中的恐惧和悲伤

这一章是关于逃避的。人们下意识试图逃避不愉快的情绪和情况，毕竟，谁真的想要感觉糟糕呢？

例如，如果你非常害怕蛇，你可能不会在沼泽里闲逛。或者如果拥挤的人群让你紧张——真的紧张——你可能会在假期期间避免去购物中心。同样，如果在受委屈时为自己挺身而出让你感到不安，你可能会避免冲突，即使这对你整体有利。如果你感到悲伤，一杯烈酒能让你感觉好一点，那又有什么坏处呢？

问题是，随着时间的推移，逃避会增加或加剧焦虑和抑郁。当你决定避免一些不愉快的事情时，你会立刻感到解脱，这种解脱的感觉非常好。在某种意义上，你是在奖励自己的逃避。当人们得到奖励时，他们会更频繁地做同样的事，因此，你更有可能再次逃避。事实上，你可能会发现自己更频繁地逃避其他类似的事件。

例如，如果人群让你紧张，你可能一开始只会避开人群。这种逃避的感觉很好，直到一小群人也开始让你紧张。因此，你会避开越来越少的人群，你的逃避会持续增长，直到你几乎无法让自己走出家门，唯恐遇到哪怕是几个人。

或者，如果你通过毒品或酒精麻痹自己来避免严重的抑郁或悲伤，最终最微小的不适都会导致更多的药物滥用。很容易理解，药物滥用通常始于对感情的逃避。

你可以用更微妙的方式来逃避情绪上的不适，比如假装什么都没发生。这种借口经常被说成"一切都很好"，即使事实并非如此。人们可能会否认感到不适，不想寻求不舒服的治疗，并因此将自己的健康置于危险之中。他们可能会把有问题的关系描述为正常的，这样他们就不必处理冲突可能带来的后果。

事实上，人类是逃避大师。

逃避是接纳的反义词（见第8章）。接纳意味着愿意体验所有的感受，无论是积极的还是消极的。它包含了当下与现实接触的勇气。

本章为你列出了人们所经历和逃避的常见感受和情况，以便你能够找出最令你痛苦的原因，并选择一种或多种应对方式。解释了不同的逃避方法，你会发现自己使用了哪些方法，然后决定你要面对的情况或感觉，并遵循用暴露策略来挑战你逃避的事情。

牢记

本章中的许多情况都会引起恐惧和焦虑。你可能会想，这本书本应同时论述抑郁和焦虑，为什么却把重点放在焦虑上。恐惧与焦虑有关，而焦虑（尤其是慢性焦虑）会导致抑郁。如果你逃避所有麻烦，你的生活就会变得很小，而渺小的人生通常是悲伤的人生。

逃避有什么错

大多数人至少有一些小的担忧或焦虑，这不是什么大问题。一点点焦虑可以为你的行动做准备；当你前车里的人猛踩刹车时，焦虑的突然激增有助于你的身体迅速做出反应——这是一件好事。

每个活着的人都会时不时地感到悲伤和沮丧。抑郁也可以是一种适应性反应。轻度抑郁会让你退缩，让你有时间重新振作或愈合，甚至反思是什么在困扰着你。

练习

但是当恐惧和悲伤开始主宰你的生活时，你可能不愿意采取行动。然而，改善需要行动。采取行动的第一步是弄清楚到底是什么让你沮丧和焦虑。浏览练习表9-1中的"人们逃避的36个事项清单"，并复选每个引起关注或避免处理的项目。

提示　　如果这张列表中没有让你出现恐惧、担忧或关注的事项，可以跳过这一章继续前进。不过，可能存在一些没有列出的压力源或你想逃避的事情。如果是这样的话，在练习表9-2上写下你痛苦的原因和随后的逃避行为，然后继续读下去。

练习表9-1　人们逃避的36个事项清单

☐　　1. 开始做一些困难的事情

☐　　2. 人群

☐　　3. 飞机、火车、电梯或高处

☐　　4. 棘手的人际关系问题

☐　　5. 恐慌的诱因

☐　　6. 离开家

☐　　7. 过去的创伤

☐　　8. 发表演讲

☐　　9. 老鼠、虫子、蛇等

☐　　10. 被困在一个小地方

☐　　11. 解决睡眠问题

☐　　12. 检查健康问题

☐　　13. 变得肮脏或凌乱

☐　　14. 独处

☐　　15. 花时间和不支持你的家人在一起

（续表）

□　16. 面对压力情境

□　17. 改善不健康的饮食

□　18. 找到快乐的活动

□　19. 找到生活的目标和意义

□　20. 在高速公路或繁忙的道路上行驶

□　21. 寻求帮助解决性功能问题

□　22. 与新朋友见面交谈

□　23. 表示对某人感兴趣

□　24. 承认并处理财务问题

□　25. 犯错误

□　26. 有头晕、恶心或心跳加快的感觉

□　27. 去看医生或牙医

□　28. 处理冲突

□　29. 旅行

□　30. 工作面试

□　31. 吃药

□　32. 手术，看到血液、针头和注射器

□　33. 开阔的空间，黑暗的地方

□　34. 被批评

□　35. 使用公共卫生间

□　36. 在公共场合吃东西

在练习表 9-2 中列出你要避免的五大事项。

练习表 9-2　我的五大逃避事项

1. _____

2. _____

3. _____

4. _____

5. _____

如果你所逃避的事情并没有严重干扰你的生活，你可能会决定接纳你的逃避，这没关系！例如，我真的不喜欢虫子，我也不打算为这种恐惧做任何事情。这并不妨碍我享受户外活动或一般的生活，在大多数情况下，只要虫子不打扰我，我就不打扰它们。如果我在房子里发现了一只虫子，15 张纸巾就能在我和所有虫子之间提供足够的屏障，让我不用太痛苦就能处理掉虫子（和我的恐惧）。

然而，如果你所避免的五大事项中有一件或多件妨碍了你胜任工作，那么是时候负起责任并继续阅读下去了。下面的章节会给你一些策略来挑战那些阻碍你充实生活的问题。

你是如何逃避的

如果你有一种不愉快的情绪，你可能会想逃避这种情绪，这并不奇怪。情绪回避是对焦虑和抑郁等负面情绪的常见反应。人们有两种策略来逃避自己的感受，第一个是显而易见的，第二种则更微妙。

那些明显或公开逃避的人只是远离那些让他们感觉糟糕的情况。例如，他们可能：

- 因为害怕人群，避免参加聚会或加入大型团体。
- 因为害怕失败而不去冒险。
- 远离人际关系，以避免冲突或拒绝。
- 逃避定期的医疗预约，以逃离坏消息或不想做的手术。
- 尽可能待在家里，以避免交通堵塞。

微妙或隐蔽的逃避者可能比明显的逃避者更常见。面对挑战时，他们有合理的推诿。逃避困难感觉的微妙方法包括：

- 在公共场合盯着手机，避免交谈。
- 长时间工作以避免与家人发生冲突。
- 用毒品或酒精来逃避感情。
- 暴饮暴食以减轻焦虑或抑郁。
- 明明有问题，却假装没事。
- 否认悲伤或糟糕的感觉。
- 寻求他人的帮助，这样才有可能避免不舒服。
- 出现冲突时拒绝交谈，甚至否认冲突。
- 感到苦恼时，设法分散注意力。
- 拖延以逃避一些不体面的事情。

回想人们避免的 36 件事，这里有一些逃避策略的例子：

- 胡安（Juan）在人群中感到焦虑，所以他不接受任何可能有人群的活动的邀请。

» 肯德拉（Kendra）讨厌被批评，所以她在社区大学上简单的课程，而不是她喜欢的更具挑战性的工程课程。

» 马修（Matthew）的妻子告诉他，他们需要婚姻咨询。马修拒绝去，并告诉她他们的婚姻没有任何问题。

» 威廉（William）不好意思在别人面前吃东西，所以他在办公室吃午饭，从不和朋友或同事一起出去吃饭。

» 泰莎（Tessa）在新朋友面前非常焦虑，所以她在派对或其他聚会上往往会喝得太多。

在每一种情况下，他们的逃避都会导致即时的解脱感——换句话说，他们会因为摆脱了不舒服的事情而立即感到满足。但是你可以看到，随着时间的推移，这些行为会导致问题。

现在想想你挑出的"我逃避的五大事项"，然后回顾一下你公开或秘密逃避的各种方式，把它们写在练习表 9-3 上。

练习表 9-3　我逃避的五大事项和逃避策略

让我苦恼的事	我如何试图逃避（公开的和秘密的）
1.	
2.	
3.	
4.	
5.	

你是否发现自己试图避免不愉快的感觉或互动？如果你这样做了，不要对自己太苛刻。逃避是人类对痛苦最常见的反应之一。不幸的是，从长远来看，这并不管用，可能会变得更痛苦。

花点时间在练习表 9-4 上写下你对逃避的想法。

练习表 9-4　我的反思

_____

_____

_____

_____

_____

停止逃避

如前所述，逃避在短期内是有益的。例如，如果你通过忽略不体贴的行为来避免与伴侣的争吵，你可能会有一种解脱的感觉。没有人生气，然而，你的伴侣听不到关于这种不体贴行为的必要反馈，从长远来看，情况可能会变得更糟。你很容易理解为什么人们倾向于避免冲突，对于大多数人来说，冲突是一个艰难的选择。

恐惧是另一种经常导致逃避的情绪。如果你逃避自己恐惧的事物，也不必感到害怕。人们避免在交通高峰期开车，也避免走高速公路。对驾驶的恐惧感会增加，生活也会变得更加困难。逃避恐惧不可避免地会增加恐惧。

提示

有些时候，逃避是一个合乎逻辑和安全的选择。例如，大多数警察建议，当你遇到路怒时，最好的防御方法是忽略它，找一个出口或光线充足的地方，避免直接对抗。

不过，更常见的情况是，逃避需要付出代价。无论是恐惧、焦虑、行为不端还是抑郁加剧，逃避都会让生活变得更加困难。克服和面对困难的情绪会为成长提供机会和刺激，并改善人际关系。

提示

当面对一个令人苦恼的问题时，花点时间聪明地解决（而不是逃避）它。用这个简单的策略时需要接受一点不适，然后继续前进，而不是停滞不前。

1. **停下来感受一下。** 我的身体发生了什么？我有什么想法？注意感觉，观察并深呼吸几次。

2. **评估情况。** 现在发生了什么？为什么我感到痛苦？我的选择是什么？我应该接近还是逃避？我如何将这种情况转变为机会？

3. **采取行动。** 选择一个你认为最有效的方案。如果你选择应对，多做几次呼吸，保持冷静，用安静的声音说话。无论你选择做什么，记住你可以从好的和坏的结果中学习，接受你的决定。

暴露：先跳进去

选择一个你通常逃避的恐惧、令人痛苦的情绪或情况。嗯，也许没有。这应该是一个困扰你的问题，你想对它做点什么（这可能来自你的"我逃避的五大事项"清单，见练习表9-2）。克服恐惧的最好方法是直面它。请注意，不是一次完成，而是一步一步地进行。

提示

不要强迫自己先去做最害怕和逃避的事情。例如，如果你害怕公开演讲，不要在下次公司会议上报名做开场白。相反，从小事做起，让自己在团队会议上发言。

面对和克服焦虑的暴露技能包括将你的逃避行为分解为可管理的活动，并逐步面对每一项。直到征服了你最初的对手，你才能继续前进。当你可以重复一次而不过分焦虑时，就会知道你已经掌握了一个给定的问题。

识别你的恐惧

暴露的第一个阶段是把你的恐惧和它的来源归零。深入探究你试图克服的情况有助于将暴露过程分解为各个组成部分。以下关于杰森（Jason）的例子将帮助你了解在开始暴露自己之前需要考虑的各类信息。

示例

杰森非常害羞，尤其是在涉及女性和约会时。他有很多好的男性朋友，但一想到约某人出去，他就发抖。他尝试了网上约会，发现通过短信进行对话非常容易。但由于害怕被拒绝，他没有安排过一次面对面的见面。杰森发誓要在他 30 岁生日那天克服这种恐惧，他的第一步是回答"关于我逃避事项的相关问题"（见练习表 9-5）。

现在轮到你了。你已经发现了自己想要逃避的压力，现在，花点时间更深入地思考一下，你实际上是在试图逃避什么。下面的问题会有所帮助，完成一个你逃避情况的练习表 9-6。

警告

回答完这些问题后，你感觉如何？你有些焦虑吗？没有正确或错误的答案，但如果这项任务让你充满负面情绪，请考虑在进一步练习之前获得专业指导。

练习表 9-5　杰森的关于我逃避事项的相关问题

---

1. 是什么激起了我逃避的欲望？

　　一想到约别人出去，我就害怕得要死，甚至和女人交谈都能引起我的焦虑。天啊，当我在杂货店和一个漂亮的店员说话时，我很紧张。即使是写关于约某人出去的事也会让我焦虑！

---

2. 对于可能发生的事情，我的脑海里闪过哪些想法？

　　恋爱这件事让我很担心。如果真的约会，我都不知道该做什么或说什么。我不知道什么时候该主动出击，那真的很可怕。大学时的一段短暂恋情真的伤害了我，所以如果我找到另一半，我担心她也会拒绝我。见鬼，我甚至都不敢向女人问路。

---

3. 我逃避了哪些活动？

　　显然，我已经很久没有约会了。我逃避聚会，避免和单身女性交谈，甚至以工作太多为由不去员工餐厅。我的害羞似乎越来越严重了，最近我避免与陌生人见面和交谈，甚至是男人。

---

4. 我是使用公开还是隐蔽（如否认、药物）策略来逃避的？还是我用别人作为拐杖来帮助我渡过难关？

　　我有镇静剂的处方，有时在和女人说话前会吃一片。在工作中，我逃避团体和会议，让同事替我打掩护。

---

5. 如果我面对自己的挣扎，最糟糕的结果是什么？

　　如果试着约某人出去，我会想象自己声音颤抖，不能说话。我看起来像个傻瓜。我的胃会翻腾，汗出得像猪一样。如果我真的出去约会了，她可能会当着我的面嘲笑我，或者在晚上结束之前离开。如果有人蠢到不止一次和我约会，她无疑会伤透我的心。

练习表 9-6　关于我的逃避事项的相关问题

问题	回答
是什么激起了我逃避的欲望？	
对于可能发生的事情，我的脑海里闪过哪些想法？	
我逃避了哪些活动？	
我是使用公开还是隐蔽（如否认、药物）策略来逃避的？还是我用别人作为拐杖来帮助我渡过难关？	
如果我面对自己的挣扎，最糟糕的结果是什么？	

制订暴露计划

一旦你明白了你要避免的事情的细微差别，就该采取行动了，但并不是一下就能完成。如果你因为害怕水而避免游泳，那么从在海中行驶的船上跳下来就不是一个好主意，第一步应该是在当地的游泳池开始游泳课。同样，如果你要避免处理冲突，我也不建议你在没有经过训练和练习的情况下加入辩论俱乐部，也许是在家教的指导下。

暴露活动能够让你以一种可以控制情绪的方式，练习挑战你所逃避的事情。你开始的活动会让你有点痛苦，但不会太多。你应该尝试的活动没有明确的数量要求，但肯定不止几个（通常五到十个就够了）。

回想一下杰森的例子，他害怕见到女人，害怕被拒绝，害怕出丑。他重新阅读练习表 9-5，然后制定几个暴露活动，并根据它们的不舒服程度对它们进行评级。他试图把相当简单的活动和其他比较困难的活动包括在内，其成果见练习表 9-7。

杰森从他的清单中挑选了一些活动，并坚持了几个星期。他发现，清单促使他坚持到底，并使他远离惯常的拖延。当他发现自己无法完成一项困难的活动时，他就会退缩，选择更容易的活动。然而他明白，他肯定会因暴露发生作用而感到不适。当进行暴露活动时，他会发现更多的情况扩充他的列表，并享受成就的乐趣。

在我把任务交给你之前，这里有一些关于暴露于所逃避的情况或感觉的建议，例如：

练习表 9-7　杰森的暴露活动

不舒服的活动	不适等级（0~100）
亲自约别人出去。	85（令人害怕）
打电话给某人约会。	75（相当可怕）
和一个我不认识的女人谈话。	65（困难，但做得到）
在员工餐厅吃午饭，并与那里的人交谈。	35（我能处理好）
向女售货员求助。	25（小菜一碟，但有些紧张）
参加聚会。	70（很难）
在"食物银行"做志愿者，和那里的女性志愿者交谈。	60（不容易）
自愿参加社交团体的工作和会议。	55（不是乐趣，但我能做到）

» 对于头晕、恐慌、心跳加速的感觉：在椅子上旋转直到感到头晕。将头放在膝盖之间一分钟，然后迅速坐下或站起来。原地慢跑，直到上气不接下气。

» 变脏或变乱：把黏糊糊的东西拿在手里两分钟。把手伸进泥土里，一小时后再洗手。触摸垃圾桶的内部，一小时后再洗手（疫情大流行期间请不要触摸被污染的表面）。

» 避免冲突：对那些要求你太多的家人设定一个界限。向他人索取你需要的东西。拒绝不合理的要求。

» 处理财务问题：开始记录所有费用。将你的支出分类，制定预算。根据需要找到省钱的方法。设定现实的财务目标。

现在轮到你列一张暴露活动清单了。复习练习表 9-6，集思广益列出所有可能促使你逃避的事项。在练习表 9-8 中列出一个表，并评估你的不适程度，然后计划每周尝试一些活动。

牢记

你不必先选最容易的，后选最难的。只要找到一些不舒服但可以处理的事项，主要的想法是暴露自己（但请穿上衣服）。

练习表 9-8　暴露活动

不舒服的活动	不适等级（0~100）

提示

如果你发现开发暴露任务太难，可以考虑寻求专业帮助。此外，考虑以下可能性：

» 让你的好朋友或家人给你一些建议。

» 不要听信那些告诉你这无济于事或者这些任务很愚蠢的想法。

» 不要使用"拐杖"，比如酒精或毒品。

» 完成了一些困难的事情后，犒劳一下自己。

» 期待并重视体验不适。

» 耐心点，坚持下去。

第 10 章 | 通过运动改善情绪
Lifting Mood Through Exercise

在本章

» 计算出你需要多少体力活动

» 给自己锻炼的理由

» 制定锻炼策略

» 找出坚持计划的动力

在一本论述焦虑和抑郁的书中，为什么要用整整一章的篇幅来阐述锻炼呢？这是因为起床和运动可以让人体自然产生使感觉良好的内啡肽。大脑中自然产生的化学性质与吗啡相似的内啡肽在大脑中扩散时，你会感到幸福和愉悦。当你内心感觉良好时，就很难感到沮丧或焦虑。

本章告诉你需要多少运动才能让这些内啡肽发挥作用，并回顾了运动的大多数已知益处。选择开始或坚持锻炼计划的十大理由，然后制订出适合你生活方式的锻炼计划。最后几节提供了一些技能，帮助你找到在生活中保持锻炼的动力。

多少才算够

养成锻炼习惯的最佳时间是在你年轻的时候，因为锻炼有助于你一生都保持健康。然而，什么时候开始都不晚，即使是 90 岁的老人也能从有规律的锻炼中受益！

警告

如果你身体健康，自己开始锻炼是可以的。然而，对于 40 岁以上的男性、50 岁以上的女性以及任何患有慢性疾病或其他健康问题的人，最好在开始剧烈运动之前先咨询医生。

每隔几年，美国政府就会更新营养和锻炼指南。最新的指南大大增加了健康人群从事剧烈体育活动的建议时间。那么，目前的指南是怎么说的？深呼吸并放松，它们是：

» 大多数情况下，儿童和青少年应该每天锻炼一小时。可以做剧烈的游戏、舞蹈或有组织的运动。应该做一些高冲击力（跳跃、跑步）和肌肉强化（举重、攀爬、推拉）的运动。

» 健康的成年人每周至少应进行 150 ～ 300 分钟的体育锻炼。

活动强度应至少适中，如快走或慢跑。或者，你可以从 75 分钟的剧烈活动中获得同样的好处，比如跑步、高强度有氧运动或骑自行车。无论你选择哪种方法或组合，每周两天或两天以上都应该包括肌肉强化训练，如举重训练。此外，指南建议成年人白天少坐，多从椅子上下来走动，以利于健康。

结论：对健康的成年人来说，多运动总比少运动好。

» 老年人应该持续定期锻炼。他们的计划应该包括肌肉和骨骼强化和改善平衡的策略。对于患有慢性疾病的老年人，锻炼应该在医生或物理治疗师的指导下进行。

» 绝大多数孕妇每天应该锻炼 30 分钟。咨询医生，确保这个建议适合你。

» 有残疾或慢性疾病的成年人每周也应至少锻炼 150 ～ 300 分钟，这取决于医生的建议。应尽可能避免不活动。

在这里写下指南建议你每天应该锻炼多少分钟：

牢记

锻炼的目的是提高身体素质，应包括以下内容：

» **心肺耐力**：身体泵血和循环氧气的能力，通过一段时间安全地提升心率而改善。

» **身体构成**：所有类型的运动都会让你身体的脂肪和肌肉的比变得更合适。

» **灵活性**：你的身体能够流畅地活动，并具有良好的活动范围。拉伸、瑜伽、普拉提、舞蹈和游泳都有助于提高柔韧性。

» **平衡**：在不同条件和不同表面上移动或静止时保持稳定的能力。瑜伽和太极尤其有助于提高平衡能力。

» **速度**：迅速移动各个身体部位的能力。

» **肌肉力量**：你的身体提举和推动的能力。大多数人通过举重或进行自重训练以增加肌肉力量。

» **肌肉耐力**：你的身体在不感到疲倦的情况下维持的能力。持续而规律的锻炼可以增加耐力。

改善健康的理由

稍等。美国政府为您提供了运动指南、但这些"应该"是怎么回事？第5章建议你停止对自己"应该"。现在，这一章告诉你应该锻炼身体。我只是想让你感到内疚吗？一点也不。事实上，如果你开始感到内疚，那就失去了本书的意义！

然而，运动有很多好处，每个有能力走动的人只要做了运动，就会感觉更好。因此，本节将介绍运动可能带来的诸多好处以及可以预防的坏处。您可能会发现这些都是百分之百真实的，而且有据可查。

练习

你不会以为只读一份运动理由的清单就能逃过一劫吧？请按照下面的说明，找出你应该锻炼的十个理由。

1. 阅读练习表10-1中的项目。如果该项目是你关注的，请勾选。有些项目可能与每个人都相关；有些项目可能对你特别重要。例如，如果您有糖尿病或结肠癌，这些项目可能会特别重要，将其列入你的十大清单。

2. 当您勾选完与您相关的项目后，请花一些时间决定哪些项目对您最重要、最相关。

练习表 10-1　锻炼的理由

☐ 是乐趣的来源	☐ 改善睡眠
☐ 几乎可以降低各种原因导致的死亡风险	☐ 改善"坏胆固醇"和"好胆固醇"的比例
☐ 提高活力	☐ 提高思维敏锐度
☐ 降低心脏病的风险	☐ 降低女性患胆结石的风险
☐ 释放压力	☐ 降低男性前列腺肥大的风险
☐ 改善免疫系统	☐ 改善平衡
☐ 减少慢性疼痛	☐ 提高生活质量
☐ 降低血压	☐ 缓解经前综合征症状
☐ 提升自信	☐ 改善肤色
☐ 降低糖尿病的风险	☐ 减少医疗保健费用
☐ 降低乳腺癌的风险	☐ 减少静脉曲张的风险
☐ 提高肺活量	☐ 让你在不增加体重的情况下吃得更多
☐ 降低甘油三酯含量	☐ 减少上瘾的欲望
☐ 有助于减肥	☐ 降低痴呆的风险
☐ 降低直肠癌的风险	☐ 帮助消化
☐ 改善外观	☐ 提高学习成绩
☐ 降低老年跌倒的风险	☐ 降低抑郁的风险
☐ 改善灵活性	☐ 减少焦虑
☐ 提升力量	☐ 让你更高——好吧，也许不能！
☐ 降低骨质疏松的风险	

3. 选出你运动的十大理由，并将其记录在练习表 10–2 中。

练习表 10–2　我的十大锻炼理由

1.
2.
3.
4.
5.
6.
7.
8.
9.
10.

让锻炼融入你的生活

你现在可能有一些令人惊讶的理由去锻炼，但是，30 ~ 90 分钟？你到哪儿找到时间？你可能太忙了。当这些想法在你的脑海中闪过时，要注意。

首先，你不需要找一大段时间来锻炼。政府指南指出，10 分钟或 15 分钟的锻炼同样有用，重要的是每天的总积累。这可能有助于你了解，运动几乎包括任何类型的中等强度活动。中等强度意味着你要加快呼吸和心率，可以通过修剪草坪、跳舞、爬楼梯、游泳、骑自行车、慢跑，甚至是快走来实现这一点。

因此，如果你的工作需要体力，你可能每天已经得到足够的锻炼。另一方面，如果你每天早上虔诚地带着你的狗悠闲地散步 45 分钟，可能不会达到目的。你需要加快你的步伐，因为所有不增加你的心率的事情都是行不通的。

练习

每个人都不一样。人们有不同的时间表、习惯、喜好和生活方式。因此，对某人有效的锻炼计划可能并不适用于另一个人。下面的说明和练习表 10-3 中的检查表是为了帮助选择适合你的生活方式的运动。

1. 读练习表 10-3，复选所有可能让锻炼成为日常的想法。
2. 在列表的底部添加一些你自己的可能性。
3. 你选择的每一项活动都至少要尝试几次。

练习表 10-3　锻炼检查表

□	每天早起 15 分钟，快走。如果你有狗，就带着它走！
□	早点去上班，把车停在离工作地点 15 ～ 20 分钟的地方，快步走。
□	走楼梯而不是乘电梯。
□	中午休息时快走。
□	在工作休息时间锻炼。
□	找个健身房，每周去 3 ～ 4 次。
□	找一项你喜欢的运动，比如网球、壁球、篮球、轮滑、游泳等。
□	下班回家后慢跑。
□	每周在商场里逛 4 ～ 5 次。

（续表）

☐　　打电话时快步走。

☐　　找一个私人教练。

☐　　参加跳舞课。

☐　　骑那辆在车库里挂满蜘蛛网的自行车。

☐　　经常在家看视频跟着一起锻炼。

☐　　去上瑜伽课。

☐　　参加其他课程，如旋转、自由搏击或高强度间歇训练（HIIT）。

☐　　买一台跑步机、健身自行车或椭圆机（先在健身房试试，以确保你愿意投资）。

☐　　边看电视边锻炼。

☐

☐

☐

☐

☐　　看电视上的体育节目。不！对不起，这个不算数！

设定你的个人目标

　　一旦你尝试了几种不同的锻炼方式，就该设定一个个人目标了。运动对健康的好处是众所周知的，然而，你可能还没有意识到锻炼对心理健康的重要性。如果你正在与焦虑或抑郁作斗争，请把锻炼作为你治疗计划的重要组成部分。

　　一开始，任何时长都不算太少，但从长远来看，投入足够的时间是很重要的。好消息是，如果有一段时间你不那么努力了，你总是可以立即恢复锻炼。事实上，在你成功的过程中会有起起伏伏。养成一个习惯需要几个月的时间，重新开始永远都不晚。

　　在练习表 10-4 上，记下你的个人锻炼目标。要具体一点，你会做什么活动？每周多少分钟？你打算一点点做起，逐步增加吗？

练习表 10-4　我的反思

_____

_____

_____

_____

_____

提示

　　无论你从什么目标开始，记住你总是可以修改并反复做它们。锻炼的成功需要时间和实验，为了健康和幸福而付出的努力是值得的。

致力于健康

　　如果锻炼是处方药，那么它一定会从药店的货架上被抢购一空。目前还没有一种药物既能预防多种疾病，又能改善身心健康。更好的是，锻炼几乎没有副作用，而且它的成本比药品要低得多。没有人会因为你在附近散步而收你钱。

　　如果你想过健康的生活，坚持锻炼应该是你的首要任务。锻炼是有回报的，锻炼的人有更多的精力，更好的健康，更少的医疗费用。说得够多了，赶紧行动吧。

当意志力枯萎时该怎么办

通过上一节的学习，你可以找到一些锻炼的好理由（事实上是十个！）。希望你找到了几种适合你的生活方式的锻炼方式，并尝试了它们。你的意图可能是好的，但当你最初的热情和为自己做好事的承诺消退时，会发生什么？或者，如果你还没有找到最初的热情，你怎么开始呢？

与消极的想法作斗争

寻找和保持锻炼动力的问题在于扭曲、消极的思维（更多关于扭曲思维的信息，请参见第 5、第 6 章和第 7 章）。消极思维会让你无法行动，让你陷入失败主义的心态，让你注定会失败。当思维扭曲时，你的脑子里充满了不能锻炼的原因。当消极的想法占主导时，你很难行动起来。但这里有一个战胜失败主义的策略，下面的例子告诉你如何用组合拳打消消极的想法。

示例

珍妮（Janine）是有两个孩子的忙碌母亲，她是一名银行出纳。她每天早上都匆忙把孩子送到日托所，并试图在 45 分钟的午餐休息时间里也要工作。到了晚餐时间，她已经筋疲力尽了，难怪珍妮患有轻度抑郁症。当医生建议她开始锻炼来改善情绪和健康时，珍妮笑着说："你在开玩笑吧，我每天都没有 1 秒的多余时间。"

练习

但对珍妮来说幸运的是，她有一本《焦虑抑郁自我练习指南》，并完成了"战胜消极想法"的练习。练习表 10-5 显示了她的想法，练习表 10-6 是她对练习的反思。

大多数努力想把锻炼融入生活的人都有珍妮这样的想法。

你的想法并不代表它就是真的，因此，注意你脑海中关于锻炼的对话是很重要的，因为你可以与这些想法斗争，反过来增加你锻炼的意愿和动力。

练习表 10-5 珍妮的战胜消极想法练习

消极的想法	产生动力的想法
我没有时间锻炼。	我可以每天晚上少看 30 分钟电视，而且提前 15～20 分钟起床也不是什么难事。我想这是一个考虑什么事情更优先的问题。
我没有钱请保姆，所以我可以锻炼身体。	我可以在网上看运动视频，或者带孩子去散步。如果我经常和他们一起骑自行车，他们会很高兴的。
我太累了，无法锻炼。	是的，在我看来，锻炼通常有助于克服疲劳。
我太沮丧了，不想锻炼。	据我所知，锻炼实际上有助于战胜抑郁。只是因为我不想锻炼，并不意味着我不能锻炼。

练习表 10-6 珍妮的反思

我知道自己的想法让我在锻炼这件事上陷入了困境。我感到沮丧的部分原因是因为我还没能减掉生上一个孩子时带来的体重。我需要做的是停止被这些想法左右，行动起来。我想今晚和孩子们一起骑自行车去图书馆。

要完成你自己的战胜消极想法的练习。

1. 阅读练习表 10-7 左栏中让你失去动力的想法，圈出与你相关的想法。这些都是人们在锻炼时最常见的想法。

练习表 10-7　我的战胜消极想法的练习

消极的想法	产生动力的想法
我不想锻炼，我觉得等到合适的时候就会开始锻炼。	
我不是一个喜欢锻炼的人，我不是这样的人。	
不值得费事去锻炼。	
锻炼是一种无聊的追求。	
我没有时间锻炼。	
我太累了，不能锻炼。	
我太老了，不能锻炼。	
我恨锻炼。	
我太沮丧或太焦虑，以至于无法锻炼，等我感觉好点了再锻炼。	
我身材走样了，没法锻炼。	
我太疼了，没法锻炼。	
健身房和设备太贵了，我没有足够的钱去锻炼。	
努力锻炼根本不值得。	

如果表上没有列出你的想法，请随意将它们添加到空格中。

2. **对于你圈出或添加的每一个想法，都要制定一个激励性的想法，以反驳和揭穿消极的想法。** 在寻找激励的想法时，考虑以下几点：

- 这种令人沮丧的想法是夸张的还是不合逻辑的？

- 这种想法是不锻炼的借口吗？

- 有没有更好的方法来反驳这种消极的想法？

- 如果一个朋友告诉我这个想法，我会认为这是完全合理的，还是听起来像一个借口？

- 这个想法对我有帮助吗？

- 如果我假装这个想法不真实，会发生什么？

  如果你很难想出激励性的想法，请翻到第 5、第 6 章和第 7 章，找到各种方法来击败这种想法。

3. 在"我的反思"下面写下你对这个练习的反思（见练习表 10-8）。

练习表 10-8　我的反思

_____

_____

_____

_____

_____

记录你的进步

　　激发动力的一个有效方法是建立一个锻炼日历。在这个日历上，记录你每天做的体育活动，并写下（或打出）你对这项活动的反应。当你决心写下一些东西时，你往往会更加关注你所做的事情，这是人性的一部分。下面是一个简单的有关锻炼日历的例子，在开始做你自己的之前，先通读一遍。

示例

　　兰迪（Randy）是一家业务繁忙的医院的部门秘书，他觉得自己的生活失去了控制。他没有足够的钱去上学，他的社交生活似乎平淡无奇，他的情绪也很沮丧。最重要的是，他注意到自己鼓鼓的肚子。他的裤子太紧了，他感到绝望。兰迪和一个朋友聊天，朋友劝他去健身房重新活跃起来。兰迪的治疗师同意他的建议，于是兰迪去了健身房，开始记录他每天的体育活动（见练习表 10-9）。

练习表 10-9　兰迪的体育活动日历

日期	我做了什么	我有何感觉
周一	我上班时不像往常那样乘电梯，而是步行上下楼梯。	我惊讶地上气不接下气，但感觉这是朝着正确方向迈出的一步。
周二	我去上自由搏击课了。	开始时我坐在后面，觉得自己有点傻。但后来，我的心情很好。
周三	什么都没有做，我是个十足的电视迷。	内疚、内疚、内疚。
周四	我和狗一起散步了很长时间。	之后我感到很放松。我很高兴看到这些狗非常快乐。
周五	又去了健身房。	我希望我能养成这种习惯。我感觉很好。此外，这个健身房里还有一些漂亮的女人。
周六	我和一些朋友去远足了。	感觉好极了。在外面很好，我很喜欢有人陪伴。
周日	没什么，在看电视。	嘿，偶尔休息一下是可以的，自责是没有用的。

练习

　　使用练习表 10-10 来记录你的锻炼进度。你会惊讶地发现，写下每件事能让你专注于目标。

练习表 10-10　我的体育活动日历

日期	我做了什么	我有何感觉
周一		
周二		
周三		
周四		
周五		
周六		
周日		

　　当你没有成功完成任务时，打击自己并不能让你继续锻炼。要承认没有做到你想做的，并重新承诺自己行动起来。一遍又一遍地重新练习，直到锻炼成为你日常生活的一部分。

第 11 章 | **享受快乐**
Entertaining Enjoyment

在本章

» 让快乐回到你的生活

» 远离麻烦

» 克服障碍获得快乐

当你玩得开心的时候，你很难感到焦虑或抑郁。欢笑、享受和快乐会打乱悲伤或担忧的感觉，快乐实际上会让你的身体释放内啡肽，这是一种增加幸福感的脑内化学物质。不幸的是，当你遭受焦虑或抑郁时，你倾向于退出愉快的活动。因此，作为治愈过程的一部分，将快乐带回你的生活是至关重要的。

本章帮助你从各种健康的乐趣中做出选择，对你有益的活动、人和事有助于对抗焦虑和抑郁。

你喜欢什么

情绪困扰会干扰思考。如果你感到悲伤或担忧，你可能很难想出什么令人愉悦的事情。不用担心，这就是为什么我创建了 50 个快乐活动的清单（见练习表 11-1）。正如你所看到的，这份清单并不包含充沛的、强烈的快乐，相反，它包含了广泛的简单的快乐。研究发现，频繁的、简单的快乐实际上比偶尔的、充沛的快乐提供了更多的乐趣。

1. 回顾练习表 11-1 中的快乐活动清单。

2. 复选那些现在看起来很吸引你或者过去让你很愉快的项目。

3. 在练习表 11-2 中，记录你认为可以带入生活的项目。

如果这张清单没有为你提供广泛的快乐活动，那么你很难接受生活中的快乐。后面的一节"快乐终结者"可以帮助你解决这个问题。

练习表 11-1　50 个快乐活动的清单

☐	1. 吃巧克力	☐	26. 与家人共度时光
☐	2. 在社区剧院表演	☐	27. 坐在阳光下
☐	3. 艺术创作	☐	28. 做点特别的菜
☐	4. 旅行	☐	29. 徒步旅行
☐	5. 购物	☐	30. 和宠物玩耍
☐	6. 听音乐	☐	31. 散步
☐	7. 喝茶	☐	32. 打牌或玩游戏
☐	8. 参加体育运动	☐	33. 闻鲜花
☐	9. 露营	☐	34. 参加社交聚会
☐	10. 吃辛辣食物	☐	35. 培养一种爱好
☐	11. 洗个热水澡	☐	36. 参观博物馆
☐	12. 做园艺	☐	37. 午睡
☐	13. 做锻炼	☐	38. 辛苦一天后穿上运动服
☐	14. 去海滩或去看瀑布	☐	39. 看电影
☐	15. 阅读一本好的小说	☐	40. 听音乐会或看戏
☐	16. 完成一个小任务	☐	41. 去喜剧俱乐部
☐	17. 去现场观看体育赛事	☐	42. 上瑜伽课
☐	18. 跳舞	☐	43. 放风筝
☐	19. 去餐馆吃饭	☐	44. 冥想
☐	20. 做按摩	☐	45. 拍照
☐	21. 访友	☐	46. 睡懒觉
☐	22. 喝杯酒	☐	47. 发呆看人
☐	23. 做爱	☐	48. 驾车观光
☐	24. 去书店	☐	49. 去咖啡店喝一杯卡布奇诺
☐	25. 做手工	☐	50. 学习如何做卡布奇诺

练习表 11-2　最适合我的十大乐趣

1. _____

2. _____

3. _____

4. _____

5. _____

6. _____

7. _____

8. _____

9. _____

10. _____

练习

假设你已经创建了自己的快乐活动清单，那么是时候将它们安排到你的生活中了。使用以下说明以及练习表 11-3 和练习表 11-4 来完成这部分快乐的过程。

1. 在练习表 11-3 中，针对一周中的每一天，写下一个或多个你计划参加的快乐的活动。试着在一周内选择不同的活动，在理想情况下，选择一些你很久没有做过的事情。

2. 完成快乐的活动后，在表中圈出它，作为你成就的标志。

3. 填写简单快乐的一周结束时你的感觉。

4. 在练习表 11-4 的"我的反思"下面写下你的想法。

练习表 11-3   简单的快乐

日期	快乐的活动
周一	
周二	
周三	
周四	
周五	
周六	
周日	

练习表 11-4   我的反思

　　克服抑郁和焦虑不仅仅是将快乐融入你的生活，同样重要的是，例如你还需要保持积极的锻炼（第 10 章），理顺你的思维（第 5、第 6、第 7 章），并有效地解决问题（第 12 章）。

有毒的快乐

不要把这个快乐的想法想得太过分。快乐当然是伟大的，但有些快乐会让你立刻陷入麻烦，而另一些快乐，如果走到极端，可能是危险的或不健康的。因此，要当心某些快乐中固有的危险，包括：

» 药物滥用。

» 卖淫。

» 饮酒过量。

» 和坏朋友混在一起。

» 过度睡眠。

» 过度沉迷于令人沮丧的社交媒体。

» 暴饮暴食。

» 性乱交。

» 过量摄入咖啡因。

» 强迫运动。

» 超预算购物。

» 鲁莽驾驶。

» 沉迷赌博。

» 通过冒险行为寻求刺激。

» 入店行窃。

» 狼吞虎咽地吃了两加仑曲奇冰淇淋。

如果你沉溺于其中一种或多种有毒的快乐，请考虑寻求专

业帮助。即使是像锻炼或节食这样的健康活动,如果做得过分或极端,也会成为问题。此外,这些行为会使克服焦虑和抑郁的任务变得非常复杂。

快乐终结者

理想情况下,你可以从"50 个快乐活动的清单"(见练习表 11-1)中找到一份令人愉快的活动清单,并能毫不费力地将它们纳入你的日常生活中。然而,许多人觉得这项任务不那么容易完成。

情绪困扰,尤其是抑郁症会导致思维扭曲(参见第 5、第 6 章和第 7 章了解思维扭曲的详细信息)。本节集中在那些最有可能妨碍你增加生活乐趣的想法上。通常有三种类型的思维扭曲会阻碍我们:不配和不值得的想法,认为快乐是一种无聊且浪费时间的想法,以及否认快乐活动的有效性的想法。

决定享受乐趣

抑郁和焦虑会影响你的自尊,而且不是往好的方向发展。当你悲伤或焦虑时,你可能不会把自己看得太高。伴随着低自尊是这样的想法:

- » 我不配得到幸福和快乐。
- » 我不够好。
- » 我现在做得还不够,所以我肯定没有时间享受。
- » 我应该受到惩罚,而不是享受快乐。
- » 我让所有人都失望了,怎么能有正当理由享受快乐呢?

正如你所想象的，这些类型的想法并不会导致寻找快乐和乐趣的强烈愿望，它们还会增加总体的情绪困扰。显然，最好重新考虑一下这些想法。下面的例子说明了如何将破坏快乐的想法转变为促进快乐的想法。

示例

特蕾莎（Theresa）患有抑郁症，她的咨询师建议她增加生活中的快乐活动。特蕾莎发现自己抗拒这个想法，于是她和她的咨询师探讨了她不愿意的原因。他们发现有两种破坏快乐的想法阻碍着他们："我不配有快乐"和"我做得不够好"。

特蕾莎和她的咨询师一起重新思考她那些破坏快乐的想法，练习表 11-5 展示了他们的成果。

练习表 11-5   特蕾莎重新思考快乐终结者

破坏快乐的想法	促进快乐的想法
我不配有快乐。	没有人必须要快乐。把快乐重新引入生活是我克服抑郁的一部分。
我做得不够好。	做得不够好的部分原因是因为我太沮丧了。如果改善了抑郁，我就会更有效率。

练习

如果你发现自己在生活中抗拒快乐，那么你很可能至少有一个或多个破坏快乐的想法。下面的练习可以帮助识别你可能有的破坏快乐的想法，并发展出更具适应性的、促进快乐的想法。

1. 阅读练习表 11-6 左栏中破坏快乐的想法。这些是人们最常见的想法，它们阻碍了人们拥有快乐。圈出与你相关的内容。

2. 将列表中没有的想法添加到空格中。

3. 对于你圈出或添加的每一个想法，想出一个促进快乐的想法，反驳那些破坏快乐的想法。在形成促进快乐的想法时，考虑以下几点：

- 在某种程度上，这个促进快乐的想法实际上是夸张的或不合逻辑的吗？
- 有没有更好的方法来思考这个破坏快乐的想法？
- 如果一个朋友告诉我这样的想法，我会认为它完全合理，还是它听起来弄巧成拙？
- 这个想法对我有帮助吗？

如果你很难想出促进快乐的想法，请转到第 3 章，了解如何战胜阻碍你前进的扭曲思维。

觉得快乐很无聊？

世界上缺乏快乐的人们其普遍的想法是："玩得开心是浪费时间"或者"快乐是无聊的"。这些人通常认为工作和成就是可以接受的活动，但快乐、娱乐甚至放松是绝对不能接受的。他们的休闲活动通常是学习知识或提高技能的活动。

并不是说拓展你的视野是一件坏事，但垃圾小说、愚蠢的电影、在公园散步、在喜剧俱乐部待上一段时间、跳舞和唱卡拉 OK（注意，你永远不会看到我这样做！）有很多好处。

练习表 11-6　重新思考快乐终结者

破坏快乐的想法	促进快乐的想法
我不配得到幸福和快乐。	
我现在做得还不够好，所以当然没有时间享乐。	
我不够好。	
我应该受到惩罚，而不是享受快乐。	
我让所有人都失望了，怎么能有正当理由享受快乐呢？	

　　你会问有好处吗？绝对的。研究表明快乐是健康生活的支柱。首先，快乐会减少焦虑和抑郁，因为它会释放内啡肽，让你感觉很棒。但它也有其他重要的身体和情感上的好处，比如：

» 改善免疫功能。

» 减轻慢性疼痛。

» 降低心脏病发作的风险。

» 减轻压力。

» 预期寿命延长。

» 幸福感增强。

» 整体健康状况改善。

» 提高生产力。

你注意到最后一项"提高生产力"了吗？许多人认为与工作无关的活动都是无聊的。事实是，把快乐融入你的生活实际上会让你在工作时更有效率，让你对工作更有热情，更有精力。换句话说，如果每隔一段时间休息一下，你很可能会完成更多的工作！

练习

如果你已经陷入了"快乐是无聊的"的思维陷阱，认真考虑一下快乐的好处。想想快乐及其益处对你和你的生活意味着什么，在练习表 11-7 的"我的反思"下面写下你的结论。

练习表 11-7　我的反思

_____

_____

_____

_____

_____

让快乐荡然无存的预测

充满抑郁和焦虑的大脑会做一件奇怪的事情，它们会预测你喜欢各种活动的程度。令人惊讶的是，这些预测都是负面的，比如下面这些：

> » 我一点都不会享受。

> » 那听起来很无聊。

> » 我看起来很蠢。

> » 我太沮丧了，不喜欢那样的东西。

> » 我太焦虑了，不能在那个聚会上开心地玩。

认识这些想法吗？研究已经相当确凿地证明，尤其是当你抑郁或焦虑时，这样的预测比不可靠更糟糕——它们实际上确实是错误的！换言之，当你强迫自己从事一项潜在的令人愉悦的活动时，很可能会发现你比自己想象的更喜欢它。

但如果相信你的大脑告诉你的，并把负面预测当作神圣真理，你就会一次又一次地走上错误的道路——你就会逃避追求快乐。倾听你的想法有点像听收音机里的每日交通报告。播音员每天都在告诉你，因为施工延误，不要乘坐地铁。所以，你选择走地面上的道路，多花 20 分钟去上班。唯一的问题是播音员在对你撒谎，你最好不要听他们的建议。把这个狡诈的播音员想象成你的大脑，预测这些活动不可能给你带来快乐，在你的大脑中解雇这个播音员。

为了帮助你克服大脑的负面预测，可以试试"悲观爆炸快乐练习"。

1. 从练习表 11-1 中，选择 5 项你愿意尝试的可能令人愉快的活动。

2. 在练习表 11-8 的左栏中列出这些活动。

3. 在 0（完全没有乐趣）到 10（最大乐趣）的范围内，预测每一项活动给你带来的乐趣或愉悦程度。将数字写在中间一栏。

4. 做这个令人愉快的活动。

5. 用 0（完全没有乐趣）到 10（最大的乐趣）给你从每项活动中真正感受到的快乐打分。

6. 把你的观察和结论写在练习表 11-9 的"我的反思"下面。

练习表 11-8　悲观爆炸快乐练习

活动	预期的乐趣（0~10）	体验的乐趣（0~10）

　　你能在练习表 11-8 中看到趋势吗？在大多数活动中，你是否体验到了比预期更多的快乐？如果你看不到，请继续尝试。

牢记

　　你所感受到的快乐可能会随着时间慢慢增加。在你用其他方法解决抑郁和焦虑之后，再回来做这个练习也是可以的。

练习表 11-9　我的反思

第 12 章 | **动起来解决生活中的问题**
Moving and Tackling Life's Problems

在本章

» 决定不等动力自己出现

» 分解问题

» 制定解决问题的策略

抑郁和焦虑会偷走能量、希望和动力。当负面情绪笼罩着你的头脑时，你很难动起来。每天的任务似乎不堪重负，简单的问题似乎很复杂，随着恶性循环的开始，小丘变成了高山。最后，没有完成事情、没有解决问题只会让你更加沮丧和焦虑。

在本章中，你会发现如何重新开始。我会警告你等待动力的陷阱，你会获得行动计划。还有一个全面的、按图索骥的游戏计划来解决你的问题，以及选择更好的解决方案。

动力的神话

尤其是当你抑郁的时候，会发现自己花了很多时间在原地打转。换句话说，你没有完成你想要的，你甚至无法迈出改变你不活跃状态的第一步。你可能会告诉自己："当我有动力的时候，我会做这些事情。"啊，但是这种想法是一个普遍的神话：如果你等待动力到来，当它最终到来时你就会想要采取行动。事实上，行动创造动力——你做得越多，你就越想做，反过来就不那么可靠了。下面的例子强调了行动和动力之间的关系。

示例

现在是星期六的早上，我需要完成六页的写作才能保证进度。我在阳光明媚的新墨西哥州，而且——太意外了——我现在不想写作。事实上，我今天真的一点也不想写。天空是那么蓝，外面的温度是完美的，风是温柔的，所以，写作的想法每时每刻都变得更加可怕。啊，一想到这件事我就有点抑郁，不如我把这个任务推迟到我更有动力的时候再做？

这个计划有问题。我不仅会落后，也不完全确定是否会有动力。如果我等待动力，但动力永远不来，我就永远写不完这本书，你也永远不会读到它，出版商也会对我非常非常不满意。

现在我开始感到有点焦虑了。在这个美丽的星期六早晨，想从写作中短暂解脱导致了很多痛苦，这不是一幅美好的画面。

还有别的选择吗？当然是坐下来写作了！当我这样做的时候，奇迹发生了，我真的开始想写作了。事实上，通过写作这个行动创造动力的例子，而不是相反，我从中得到了乐趣。

开启行动的一种方法是创建活动日志（参见下面的例子）。活动日志是一种行动计划，每天至少要完成一项小活动，并记录任务进行情况以及完成任务时的感觉。记录你完成的活动和小任务会给你继续前进的动力。动力缓慢但坚定地上升，你甚至会比预期做得更多。

示例

卡门（Carmen）环顾她的房子，开始讨厌和憎恶自己。她看到盘子堆得到处都是，杂志被随意扔着，一周的垃圾邮件散落在厨房的工作台上。她已经一个多月没打扫过房子了，整理房间的工作完全压得她喘不过气来。卡门努力让自己去参加周三晚上召开的女性支持小组，她讲述了自己在处理基本的日常琐事时遇到的困难。一个成员建议卡门填写一份活动日志，练习表 12-1 显示了卡门的结果。

练习表 12-1　卡门的活动日志

日期	活动	结果
周一	只洗洗碗池里的几个盘子，其他的就别管了。	一旦开始，我就把它们都做完了，感觉好极了。
周二	支付一些账单。	花了我一整天的时间，但我做到了。但这并没有让我感觉好很多——可能是因为我拖了太久。
周三	换床单，洗衣服。	我就是做不到，我太泄气了。

（续表）

日期	活动	结果
周四	在下班回家的路上我顺便去杂货店。	晚餐一直吃冷麦片，所以这个对我有帮助。
周五	用吸尘器打扫房间。	这不是我最喜欢做的事情，但我觉得做了一些有用的事情。
周六	打扫厨房，洗衣服。	我在这件事上真的花了不少心思，开始感觉好点了。
周日	洗车。	这真的让我振作起来，我的车已经五个月没洗了。

卡门注意到，在她开始做一项活动后，她通常感觉更好。总的来说，活动日志帮助卡门重新开始。

练习

如果你最近感觉被困住了，被你需要做的事情压得喘不过气来，可以创建活动日志，让自己回到正轨。

1. 想想你一直在拖延的各种任务和杂务。

2. 在练习表 12-2 的中间一栏写下一周中每天要做的一项任务或杂务。

提示

从小的任务开始，将大的任务分解为小的部分。例如，不要在一天内打扫整个车库；相反，一次处理一个凌乱的架子。要使任务可行！

3. 每天完成相应的任务，并在右栏中写下任务的进展情况以及完成任务的感觉。如果你没有完成设定的任务，不要自责，转到下一个。

4. 当你完成了一周的任务后，在"我的反思"（见练习表12-3）下面记下你对所学内容的观察。

如果你觉得这个练习很有用，那就坚持几周。一旦开始感觉动力回来了，你可能就不需要它了。

练习表 12-2　我的活动日志

日期	活动	结果
周日		
周一		
周二		
周三		
周四		
周五		
周六		

练习表 12-3　我的反思

_____

_____

_____

_____

_____

用 S.O.C.S. 组织你的问题

当人们在情感上感到痛苦时，许多情况似乎都变得非常困难。焦虑和抑郁使即使很小的问题看起来也无法克服，因为情感上的痛苦会干扰清晰的思维。

系统性地解决问题可以帮助你组织你的思维，运用创造性的技能来提出潜在的解决方案，预测结果，并选择一个合理的前进方式。你可以把这些策略应用到日常问题和人际关系中，甚至应用到事业上的问题中。

当感到不知所措时，大多数人都会尽可能逃避眼前的问题。这种逃避是不幸的，因为问题通常会愈演愈烈，而不是逐渐消失。逃避最终会增加负面情绪。

因为逃避不是答案，有一种方法可以分解问题，并找出解决问题的方法。这个计划包括四个步骤，为了简单起见，我称之为"S.O.C.S."。下面是 S.O.C.S. 的意思：

» S：情况（situation），指的是问题的性质和原因，以及你对问题的信念和感受。

» O：解决这个问题的所有可能选项（options）。

» C：每个选项最有可能发生的后果（consequences）或结果。

» S：选择（selecting）要执行的选项并执行它。

下面几节详细介绍了 S.O.C.S. 的每个步骤。为了让你全面了解这个过程是如何工作的，你可以看看德里克（Derrick）的例子，他解决了一个关于他工作的问题。你可以看到他是如何利用 S.O.C.S. 一步步解决问题的，然后看看你自己应如何做同样的事情。

无论你是否有情绪困扰，S.O.C.S. 系统都很有用。即使你感觉很好，你也可以用这个计划来解决生活中最棘手的问题。

提示

牢记

评估事务（S）

　　与其逃避现实，不如正视你的问题。收集相关信息，思考问题的原因以及这个问题对你生活的相对重要性。信不信由你，你不是第一个遇到这种问题的人。你可以通过与他人交谈、阅读书籍和文章，或上网搜索来获取信息。最后，反思一下这个问题在你心中激起了什么感觉。

示例

　　作为机械工程师，德里克在工作中感到沮丧。他没有被赋予他认为有能力承担的责任，也没有得到期望的奖金或认可。当在凌晨反复思考自己的困境时，他的挫败感与日俱增，意识到这种情况加剧了他的抑郁。德里克上网研究了类似的工作，还阅读了有关职业发展的文章。德里克觉得解决他的问题的第一步是描述它（见练习表 12-4）。

练习表 12-4　德里克的问题：S

　　我对自己的工作不满意。我想要承担更多的责任，并获得相应的报酬和认可。我在这里已经六年了，还在做着刚入职时的工作。我认为问题不在于缺乏技能，因为我对自己的才能很有信心。我读过一篇文章说我不够自信，还没有让这里的人知道自己。这个问题让我夜不能寐，所以它很重要。

　　在非常详细地描述了他的问题之后，德里克准备进行下一步：找出他的选择。

　　以德里克的描述为指导，花点时间描述你的问题。

练习

1. 在练习表 12-5 中描述你的问题。

2. 考虑阅读一些文章以获得有用的见解，并记录你找到的任何相关信息。

3. 找到问题的可能原因。

4. 感受你对这个问题的情绪反应。它会让你感到抑郁、沮丧、焦虑或其他什么吗？

5. 说明这个问题对你的重要性。

练习表 12-5   我的问题：S

_____

_____

_____

_____

_____

收集选项（O）

在你列出你的问题之后，是时候让创造性的灵感流动了。这一步要求你集思广益找出解决问题的所有方法。一定要列出你所有的想法，即使它们听起来很傻。先把你内心的批评放一放，放飞自己。

提示

如果你无法找到解决方案，请考虑其他信息来源。与信任的朋友或同事交谈，也可以阅读与你正在处理的事情相关的文章或书籍。

示例

德里克了解了更多关于就业市场的信息，并继续阅读有关他所在领域的职业发展的书籍。他与朋友和同事交谈，以便集思广益做出自己的选择。经过大量的研究和思考，他列出了他的想法（见练习表 12-6）。

练习表 12-6　德里克的问题和选项：S.O.

问题：我对我的工作不满意。我想要承担更多的责任，并获得相应的报酬和认可。我在这里已经六年了，还在做着刚入职时的工作。我认为问题不在于缺乏技能，因为我对自己的才能很有信心。我读过的一本书告诉我，也许我还不够自信，在这里还不为人所知。这个问题让我夜不能寐，所以它很重要。

选项
我可以换一份工作。
我可以通过上课或参加演讲来培养自信。
我可以要求与主管会面，讨论我的担忧。
我对工作无能为力，只能在外界寻找乐趣。
我可以自己做生意。
我可以把老板骂一顿。
我可以参加更多的教育和培训，给上级留下好印象。
我可以在工作中拓展人脉，可以从参加那些愚蠢的公司野餐和聚会开始。

德里克觉得他已经有了所有可能的选项，现在已经准备好进入 S.O.C.S. 解决问题过程的下一步：认识后果。

练习

按照以下步骤完成自己的选择：

1. 在练习表 12-7 中写下你在练习表 12-5 中描述的情况。

2. 从书籍、网上资源、朋友以及任何可能的地方收集信息。

3. 列出一份处理问题的选项清单，并把它们写在所提供的空白处。别忘了，选择之一就是不解决问题，只满足于现状。

练习表 12-7　我的问题和选项：S.O.

问题：

选项：

提示

不要审查你的想法，写下所有可能对你有帮助的事情。

考虑后果（C）

在列出解决问题的所有可能选项后，你需要考虑每个选项最可能的结果。我不是要你做算命先生。显然，你不能知道你的解决方案会如何，但你可以做出合理的猜测。因此，尽最大努力评估你认为最有可能发生的事情。练习表 12-8 展示了德里克的想法。

练习

填写你自己的问题、选项和后果表格。

1. 在练习表 12-9 中写下你的问题。（这一次，请随意简化你的问题——你现在可能已经非常熟悉了。）

2. 从练习表 12-7 的左栏中简要列出你的选项。

3. 仔细思考你认为每个选项最有可能的后果或结果是什么，并把它们写在右栏中。

练习表 12-8　德里克的问题、选项和后果：S.O.C.

问题：我对我的工作不满意。我想要承担更多的责任，并获得相应的报酬和认可。我在这里已经六年了，还在做着刚入职时的工作。我认为问题不在于缺乏技能，因为我对自己的才能很有信心。我读过的一本书告诉我，也许我还不够自信，在这里还不为人所知。这个问题让我夜不能寐，所以它很重要。

选项	可能的后果
我可以换一份工作。	我可以，但这是一家好公司。我会失去在这里的资历，而且我不确定我能找到更好的工作。
我可以通过上课或参加演讲来培养自信。	我花了一段时间才意识到这一点，但培养自信和说话技巧可能会有很大帮助。在这里做得好的人比我更善于交际。
我可以要求与主管会面，讨论我的担忧。	我做过这样的事，但毫无用处。也许在我更加自信之后，它会更好地发挥作用。
我对工作无能为力，只能在外界寻找乐趣。	我花在工作上的时间比其他任何地方都多，这就是我喜欢它的原因。我得先解决工作上的问题。
我可以自己做生意。	也许有一天这样做会很好，但现在，如果没有更好的融资，我很可能会面临破产。
我可以把老板骂一顿。	听起来非常非常诱人，但这很容易让我被炒鱿鱼。这不是个好主意。
我可以参加更多的教育和培训，给上级留下好印象。	我已经有了硕士学位。还没有看到证据表明更高的学历能让人们取得更大的成功。
我可以在工作中拓展人脉，可以从参加那些愚蠢的公司野餐和聚会开始。	这与我对自信的另一个看法相吻合，我觉得它很有可能会成功。我特别不喜欢这样做，会感到不舒服，但这很可能会有回报。

练习表 12-9：我的问题、选项和后果：S.O.C.

问题：

_____

_____

选项：   可能的后果：

_____

_____

_____

选择最合理的选项

要选择如何处理问题，你需要仔细考虑每个选项及其最有可能的结果（请参见练习表 12-9）。思考一下如果你要执行每个选项，你会有什么感觉。有些选项似乎相当困难，有些选项你显然不会选择。当你做出选择时，即使看起来很困难，也要坚持下去。你可能想告诉别人你打算做什么，因为让别人知道往往会让你的承诺更加坚定，让你在后退或放弃之前三思而后行。

看起来可能不是这样，但决定不做选择其实也是在做选择，什么都不做也会有一系列可能的结果。

示例

练习

德里克评估了他的选择和可能的后果，决定在沟通、自信和社交技能方面下功夫。他报了一个班，读书并参加公司活动。

要做出你自己的选择，请遵循这些说明，并以德里克的例子为指导。

1. 回顾你的 S.O.C. 表格（见练习表 12-9）。

2. 选择对你最有意义的一个或多个选项——最有可能得到你想要的东西的选项。

3. 在练习表 12-10 中记下你的选择。

练习表 12-10 我的选择：S.O.C.

_____

_____

_____

_____

_____

回顾你的工作

许多人决定做一些事情，但在执行这些决定时却拖拖拉拉。为什么？因为许多行动都会引起焦虑、恐惧、担忧或苦恼。如果你选择的选项让你胆战心惊，请考虑以下提示：

» **角色扮演和排练**：在脑海中想象，排练你的解决方案。更好的方法是你一个人或与一位值得信赖的朋友一起大声排练。你排练的次数越多，就越有可能感到准备充分和平静。

» **自言自语**：想一些积极的陈述，当你执行计划时，你可以反复对自己说。可以考虑把它们写在卡片上随身携带作为提醒。积极的陈述可能包括：

  • 这是正确的选择。

  • 我能忍受这种不适，这不会持续很长时间。

  • 我努力考虑了其他选择，但这是最好的机会。

- 我绝对有权利这么做。

执行解决方案并检查其有效性对你的成功至关重要。你已经完成了解决问题的过程，现在是时候把所有的工作变成行动了。决定什么时候是执行计划的好时机，然后就去做！之后，为你的计划评估效果。

反思你的成功，或者做出改变，再试一次。在练习表 12-11 上记录你的想法。

练习表 12-11　我的反思

许多人喜欢以一个表格来阐述 S.O.C.S. 问题解决过程，如练习表 12-12 所示。你可以在做出最佳选择后使用这个表格。

提示

练习表 12-12　我的 S.O.C.S. 计划

问题
选项
后果
选择

PART 4
关注身体的感受

Focus on Physical Feelings

在本部分

☑ 看看睡个好觉的好处

☑ 建立良好的睡眠习惯

☑ 找出你睡不着的时候该做什么

☑ 考虑药物是否适合你

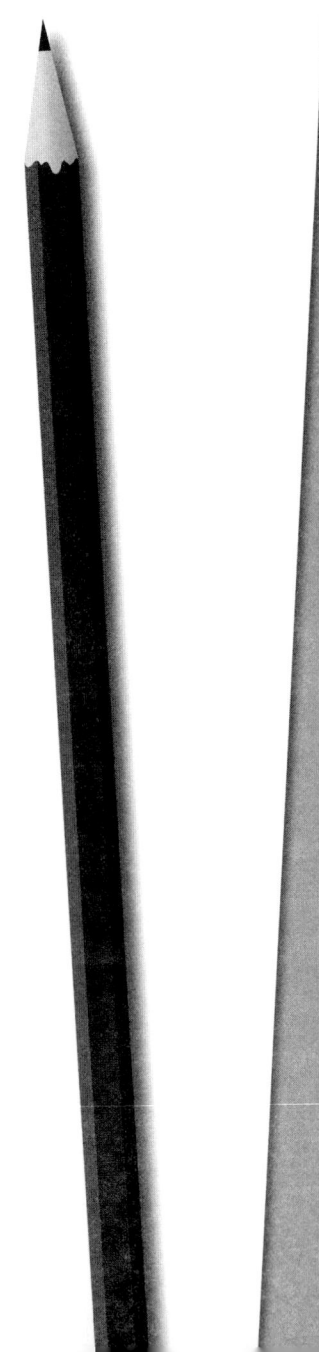

第13章 | 睡个好觉有利于情绪健康

Sleeping Soundly for Emotional Health

在本章

» 了解睡眠的重要性

» 清除破坏睡眠的东西

» 注意睡眠卫生

» 获得愉快的睡眠

　　你要迟到了。你冲进车里，开得有点快。你的电话响了，你瞥了一眼屏幕，看看是谁打来的。当你的眼睛回到路上时，你看到前面的车已经完全停了下来。你猛踩刹车，几乎无法避免一场车祸。高速公路似乎变成一个巨大的停车场。你感到身体的每一块肌肉都紧绷起来，心脏怦怦直跳，开始出汗。见鬼！新的一天又是一个糟糕的开始。

　　现代生活为你的整个身心系统提供了无穷无尽的机会，你的身体通过协调复杂的反应，让你准备好对感知到的危险和压力做出反应：

» 你的大脑向你的神经系统发送信息，让它进入高速运转。

» 你的眼睛睁大，让更多的光线进来。

» 你的心跳加快。

» 你的消化会减慢，这样能量就可以供给紧致的肌肉。

» 血液流向你的手臂和腿部，这样你就可以奔跑或战斗。

» 出汗增加以保持你的身体凉爽。

　　如果你需要自卫或逃跑，所有这些反应都非常有用。但一般来说，大多数人不会跳出车去殴打其他司机，也不会弃车跑去上班。好吧，也许在洛杉矶是这样。

　　身体长期出现战斗或逃跑反应的代价包括高血压、慢性肌肉痉挛、紧张性头痛、免疫系统抑制、肠易激综合征、溃疡等，你不需要这些反应，这是很高的代价。此外，日常琐事的压力和负担会扰乱数百万人的睡眠。失眠包括难以入睡、难以起床或醒得太早，这些困难妨碍了日常生活。成年人中出现偶尔失眠的概率为30% ~ 50%。

本章着眼于睡眠和情绪健康的各个方面。睡眠对有效的压力管理是必不可少的。下面会给你改善睡眠的具体建议。本章的大部分内容描述了来自失眠认知行为疗法（CBT–I）的技能。CBT–I 包括有关睡眠的教育以及与睡眠有关的思维和行为的改变，睡眠专家认为 CBT–I 是治疗失眠的首选和最有效的方法。

认识睡眠的重要性

在睡眠期间，身体和大脑都能得到充电、修复和愈合。一夜好觉后，你会感到神清气爽，精力充沛，准备好面对新的一天。睡眠可以改善记忆力、情绪、注意力、工作效率，甚至免疫力。睡眠对身心健康都很重要。

你通常一晚上睡多少小时？尽管人们的睡眠需求不同，但大多数人每晚睡 7 ～ 8 小时就能正常工作。然而，最重要的是，如果你感觉休息好了，你的睡眠就是足够的。如果你感觉没有休息好，你可能睡得太多或太少。

提示

本章的策略和技能可以帮助你跟踪睡眠，为睡眠做准备，思考关于睡眠的有益的想法，以及应对失眠。许多人发现这些策略足以改善睡眠。然而，有些人可能需要更专业的帮助。

警告

患有慢性睡眠障碍的人患心脏病、高血压、体重增加和卒中的风险更高。因此，如果你有睡眠问题，你应该认真对待。如果你失眠超过几个星期，咨询医生，检查你睡眠问题的可能原因。医生也可能会推荐你去找睡眠专家。

警告

大多数时候，晚上醒来一次是很正常的，这不是一个需要担心的问题。然而，频繁醒来或醒来后无法再睡就是个问题。应该让医生检查这个问题，因为它可能表明：

» 前列腺疾病（如果你是男性）。

» 激素问题（尤其是女性）。

» 不宁腿综合征，指的是你的腿或脚感到不舒服，并想要不停地移动它们。

» 药物问题。

» 情绪障碍（本练习指南可以帮助你，但你也需要专业人士的意见）。

» 其他各种各样的身体疾病。

警告

如果你睡了七八个小时后还没有休息好，你可能有严重的睡眠问题，即睡眠呼吸暂停综合征。睡眠呼吸暂停综合征是指在你睡觉时呼吸会短暂停止的一系列症状，这会导致睡眠质量很差。打鼾可能是睡眠呼吸暂停综合征的征兆，但情况并非总是如此。如果你认为你可能患有睡眠呼吸暂停综合征，可以请医生将你转到睡眠门诊，在那里可以准确地诊断出病情。

抑郁和焦虑会扰乱睡眠，导致失眠。有些人难以入睡，有些人在清晨醒来后就无法再入睡，还有一些人两者兼而有之。另一方面，一些焦虑或抑郁的人睡得太多，他们的睡眠不能提神。

如果你有睡眠困难，疲乏可能会增加你的情绪困扰。当你的情绪压力因睡眠不足而增加时，你的睡眠问题也会加深。这真是个恶性循环！

提示

医护人员注意到失眠人数大幅增加，一些人现在称之为新冠失眠，因为它与新冠大流行有关。他们的患者报告说，他们越来越担心作息时间被打乱，焦虑、恐惧和抑郁加剧了他们的睡眠问题。

追踪你的睡眠

对付失眠第一步是花时间收集有关睡眠性质的信息。睡眠日志或睡眠日记是一种你可以控制这个过程的方法。睡眠日记记录的不仅仅是你在床上花的时间，睡眠经常受到你白天所做事情的影响，例如：

» 你在下午或晚上喝咖啡了吗？

» 你午睡了吗？

» 白天有没有特别的压力？

» 你锻炼了吗？

» 你吃了什么药？

追踪睡眠的一个目的是发现规律。也许你只有在工作日才有睡眠问题，周末睡得很好。或者你可能在晚饭后难以入睡。仔细填写的睡眠日记将揭示这些问题的本质。

在早上填写每日睡眠日记，见练习表 13-1。想想你的睡眠和前一天的活动，坚持一周或更长时间，每天完成睡眠日记。如果你在手表或手机等设备上安装了睡眠追踪器，也可以附上这些信息。你可以在 www.dummies.com/go/anxiety&depressionworkbookfd2e 上获得这些表格的更多副本。

练习表 13-1　每日睡眠日记——日期：

问题	答案
你几点上床睡觉？	
你大概花了多长时间才睡着？	
你半夜醒来了吗？几次？你醒了多久？	
你早上几点起床？	
你睡了几个小时？你的睡眠质量如何？	
你觉得休息好了吗？	
你白天午睡了吗？多久？在什么时间？	
你白天喝过含咖啡因的饮料吗？在什么时间？	
你锻炼了吗？	
睡前最后一顿饭或零食是什么时候吃的？	
你喝酒了吗？在什么时间？喝了多少？	
你吃了什么药？无论是处方药还是非处方药。	
你吃了什么帮助睡眠的东西吗？	
你目前是否处于一个压力很大的环境中，或者你有严重的担忧？	
你还有别的想法或顾虑吗？	

　　在完成一周左右的睡眠日记后，你可能会发现前一天的行为和你的睡眠质量之间有关系，也可能不会。如果感觉睡眠有问题，请继续阅读更多关于获得你所需睡眠的信息。

提示

　　如果你决定请医生检查你的睡眠问题，一定要带上你的睡眠日记，这些日记提供了丰富的信息。

睡眠指南

以下指南适用于所有对改善睡眠感兴趣的人，无论是否患有失眠症。睡前做一些简单改变就能获得更好的睡眠。

警告

许多人使用处方或非处方的助眠药物。虽然这些药物在短期内有帮助，但不建议长期使用。使用药物助眠有严重的缺点，比如记忆力减退、白天注意力不集中和上瘾。下面的章节将详细介绍解决睡眠问题更好的策略。

睡前吃喝

你可能知道咖啡因是一种兴奋剂，会让很多人保持清醒。有些人似乎不太受咖啡因的影响，但有些人在喝了一杯咖啡后就会躺着几个小时睡不着。咖啡并不是唯一的罪魁祸首，咖啡因的其他来源包括茶、许多软饮料、巧克力和一些止痛药。阅读你所吃食物的标签，否则你可能整晚都很清醒。

你可能认为酒精是咖啡因的对立面，所以它应该能让你马上入睡，对吗？嗯，不完全是。有些人觉得一两杯酒能让人放松，有助于入睡。然而，过多的酒精会影响安稳的睡眠。就此而言，吃太多东西，比如油腻的食物或睡前吃晚餐，都会影响你的睡眠。

提示

说到睡前吃喝，如果你一定要喝点什么，试试不含咖啡因的花草茶，比如洋甘菊或缬草，或者喝一小杯牛奶或吃点零食。睡觉前不要喝太多液体，否则你会因为各种原因一整晚都睡不着。

睡前行为

睡眠的一个关键是在睡觉时保持放松。剧烈的有氧运动往往会刺激身体，所以在睡前至少一小时内避免所有此类活动。还有，睡前不要给妈妈打电话大吵一架。当你要睡觉时，不要打电话给你的前任或任何可能让你激动的人。

相反，你应该养成睡前放松的习惯。洗个热水澡（不要太热，对一些人来说可能是刺激的），听安静的音乐，读一本令人愉快的书（不是恐怖小说），适当地玩手机都可以帮助你放松下来。

提示

试一试你睡前能做什么，不能做什么。对一些人来说，晚间新闻中的恐怖事件不会产生任何压力，另一些人则发现看一个神秘的谋杀事件能让人平静下来，还有一些人不喜欢有氧运动。想想看吧。

睡眠环境

睡眠环境在决定睡眠质量方面起着关键作用。对大多数人来说，天黑时更容易入睡。但是如果你的工作需要你在白天睡觉，请考虑使用遮光窗帘或戴上睡眠面罩，因为黑暗会告诉你的大脑该睡觉了。

你用了二十年的床垫怎么样？舒适吗？对一些人来说，地板或沙发就足够了。对另一些人来说，一个真正舒适的床垫值得所花的每一分钱。你可能也想买高质量的床单，让你的睡眠环境更诱人。

涉及睡眠环境，噪声也很重要。想办法让你的环境保持相对安静。如果你不能做到这一点，你可以用一个声音生成应用程序、发声器或风扇来屏蔽噪声。

最后，温度很重要。对大多数人来说，凉爽更好，因为每个人都会盖被子。睡眠研究人员发现，在良好的睡眠中，核心体温往往会下降。

联想与睡眠

你是否曾在逛商场时闻到空气中弥漫的新鲜饼干或烘焙食品的味道？你可能已经注意到嘴里有少量的唾液。美食的味道和想吃东西的欲望之间有一种即时的联系。这种气味并非偶然，而是为了诱惑你。

生活中有很多这样的联想。你听到一首你在高中时喜欢的歌，你的情绪就会高涨；陌生人的微笑也会让你微笑；你想都没想就在红灯前停了下来；你听到一声嘟嘟声，便立刻看起了手机。

良好睡眠的一个重要联想是把睡眠和你的床联系在一起。当你看到那些柔软的枕头和温暖的被子时，你的大脑立即开始停止工作，甜蜜的睡眠马上就要来了。

是什么阻止你把床和睡眠联系起来的？请看下面的例子，看看什么是没有帮助的：

- » 在床上吃喝。
- » 在床上辗转反侧超过 15 分钟。
- » 在床上玩手机。
- » 在床上打架。
- » 在床上发短信或打电话。

　　　　》 在床上工作。

　　床是做爱和睡觉的地方，如果你想加强睡眠与床的联系，就把剩下的事情留到其他地方。注意，即使做了其他活动，如看电视或阅读后，少数人也很容易入睡。如果你的情况是这样的话，不用担心，请继续。

提示

　　把你的床和失眠联系起来会适得其反。如果你在床上醒着超过 15 分钟，起床做其他事情。读一本书、洗碗、看一本杂志，当你觉得困的时候再回去睡觉（不过，请远离屏幕，它们会唤醒你）。

放松与睡眠

　　睡前放松有助于入睡。你可以使用多种方法，例如，可以选择在睡前冥想（参见第 8 章），也可以用手机下载一个成人睡眠故事的应用程序。睡眠故事应用程序往往会轻柔而缓慢地阅读图书段落，能够让你放松。在购买任何应用程序之前，一定要先试用一下。我发现有些故事太烦人了，根本不能让人放松。

　　仔细研究过一种训练身体放松的方法叫作渐进式肌肉放松。一开始，这个技能需要你花 15~20 分钟。随着你的练习进展，可以在较短的时间内完成放松。一段时间后，有些人能够在 2~3 分钟内放松他们的身体。

提示

　　请随意在你的手机上录制这些指令，一定要慢慢地、平静地说话。

练习

　　渐进式肌肉放松包括系统地绷紧各个肌肉群，并保持这种紧张状态 5~10 秒，然后舒缓紧张，让放松接管一切。这个过程从你的手和手臂开始，经过颈部、背部和面部，然后沿着腿和脚前进。你可以在床上、沙发上或任何舒适的地方做这件事。

1. 从腹部深吸一口气，坚持几秒钟，然后慢慢呼气，让紧张感消失。

提示

　　想象你的身体是一个气球，当你呼气释放空气带来的张力时，气球正在失去空气。再做三次这样的呼吸，感觉你的整个身体变得柔软无力。

2. 把你的手指攥成拳头，感受一下紧张感。松开你的手，让它们松弛下来，让手上的紧张释放出来。

3. 抬起手臂，直到几乎与肩膀持平，收紧肌肉。保持紧张，然后放下你的手臂，就好像支撑它们的绳子被切断一样。

4. 朝着耳朵抬起肩膀，保持紧张，然后让肩膀下垂。

5. 向后拉肩膀，使肩胛骨靠近。保持那种紧张……然后释放。

6. 通过挤压额头、收拢下巴、收紧眼睛和眉毛、收缩舌头和嘴唇来收紧整个面部。感受紧张，然后放松。

7. 轻轻地把头向后仰，感觉脖子后面的肌肉收紧。注意那种紧张感，保持住，放开并放松。

8. 轻轻将下巴移向胸部，绷紧颈部肌肉，让血压升高。保持紧张，放松。

9. 收紧腹部和胸部的肌肉。保持紧张，放开并放松。

10. 弓起背部，保持收缩（但不要用力过猛），然后放松。

警告

　　温柔地对待你的下背部，如果你身体的这个部位有问题，就完全跳过这一步。

11. 收缩臀部肌肉，保持紧张，然后放松。

12. 收紧并放松你的大腿肌肉。

13. 通过将脚趾拉向面部来收缩小腿肌肉。保持紧张，然后放松小腿。

警告

如果你容易肌肉痉挛，不要过度锻炼，只收缩你觉得舒服的肌肉。

14. 轻轻弯曲脚趾，保持紧张，然后放松。

15. 花点时间探索你的整个身体，注意你是否感觉与开始时不同。

提示

如果你发现任何紧张的地方，让放松取代紧张。如果这不起作用，在紧张的区域重复紧张－放松的过程。

16. 花几分钟时间享受放松的感觉，让放松扩散并渗透到你身体的每一根肌肉纤维。你可能会感到温暖，或者可能会有漂浮的感觉，也可能有沉没的感觉。此时睁开眼睛把自己盖好，开始放松地睡觉。

提示

开始时要花 15~20 分钟放松肌肉，然后你可以缩短时间。通过练习，你可以同时绷紧几个肌肉群。例如，你可以同时绷紧手和手臂。最后，你可能会同时绷紧下半身的所有肌肉，然后是上半身的所有肌肉。如果你所有的紧张都集中在脖子、肩膀或背部，试着只绷紧和放松这些肌肉。如果有帮助的话，在特别紧绷的肌肉上重复紧张－放松循环一两次。

使用练习表 13-2 记录你对使用渐进性肌肉放松的想法和观察。

练习表 13-2　我的反思

_____

_____

_____

_____

_____

噩梦

噩梦会定期侵扰你的睡眠吗？每个人都会偶尔做噩梦，但如果夜晚时噩梦经常困扰你，让你感到不安或无法入睡，可以尝试练习表 13-3 中的策略，这是由睡眠专家克拉科夫（Krakow）博士和奈德哈特（Neidhardt）博士制定的。

练习表 13-3　消除噩梦练习

1. 写下你的噩梦。梦往往很快会从记忆中消失，所以在床边准备好纸和笔。

_____

_____

2. 写下你对噩梦的想法和感受。

_____

_____

（续表）

3. 用一个比较快乐、比较好的结果重写你的噩梦。

---

4. 第二天晚上睡觉前，在脑海中多次排练你的新梦。记录下你这一夜过得怎么样。

关于睡眠的想法

睡眠很重要，对吧？它是如此重要，如果没有得到足够的睡眠，你的一天将完全被毁了。如果睡眠不足，你可能会犯严重的错误，甚至生病。你必须有足够的睡眠！

好吧，等一下。这种想法肯定会让你晚上睡不着觉，并且让第二天更痛苦。当你发现自己有这样的想法时，请参考练习表 13-4，以更合理的方式看待你的情况。

现在轮到你了。当你睡不着的时候，你脑子里有什么想法？它们有帮助吗？它们是灾难性的想法吗？在练习表 13-5 中写下你的破坏睡眠的想法，并设计一些合理的替代方案。

牢记

如果你是一个容易忧虑的人，担心睡眠以外的事情也会影响你晚上睡个好觉。请仔细阅读并完成第 5、第 6、第 7 章的练习。

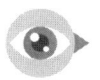

练习表 13-4　破坏睡眠和诱导睡眠的想法

破坏睡眠的想法	诱导睡眠的想法
如果没有足够的睡眠，我的一天就会完全被毁了。	我在睡眠不足的情况下活了几百天。我不喜欢这样，但有些日子是完全可以的。
如果我不能马上入睡，那就太可怕了。	我不喜欢睡不着觉，但这并不是发生在我身上最糟糕的事。也许我可以使用放松技能来让睡眠好一点。这不是世界末日。
睡眠不足是很危险的。	我想在睡眠不足的情况下开车远行会有一点危险，但我可以监测自己的疲劳程度，必要时可以靠边停车。人们一般不会因为睡眠不足而死亡。
我不能忍受不睡觉。	我这是在夸大事实。我只是不喜欢睡不着觉，但还有很多更糟糕的事情。担心它只会使问题恶化。

练习表 13-5　我的破坏睡眠和诱导睡眠的想法

破坏睡眠的想法	诱导睡眠的想法

提高睡眠效率

　　失眠症患者有时会长时间躺在床上，希望能多睡几分钟甚至几小时。这个习惯是个问题。首先，它将床与清醒联系在一起（参见"联想与睡眠"一节）；其次，它会导致睡眠效率低下。

提示

睡眠效率是睡觉时间除以卧床时间乘以 100。睡眠专家建议你保持 85% 以上的睡眠效率。以下是睡眠效率评分的两个例子。

示例

吉米（Jimmy）晚上 11 点上床睡觉，午夜入睡，凌晨 3 点醒来无法入睡。他辗转反侧，然后看了一会儿手机。他终于在早上 5 点左右睡着了，并一直躺在床上直到上午 10 点。

> » 总睡眠时间：8 小时
> » 总卧床时间：11 小时
> » 睡眠效率：8/11=0.72×100=72%

示例

达维娜（Davina）的作息时间很规律。她晚上 10 点上床睡觉，10 点半入睡，早上 6 点醒来。

> » 总睡眠时间：7.5 小时
> » 总卧床时间：8 小时
> » 睡眠效率：7.5/8=0.94×100=94%

使用睡眠日记来计算你自己的睡眠效率。如果你发现你的睡眠效率低下（在一段时间内低于 85%），你可能会从限制睡眠中受益。限制睡眠涉及减少卧床时间以提高效率。

人们发现，限制睡眠是治疗睡眠效率低下的有效方法，尽管这种方法有些恼人。你可以尝试睡眠治疗，但如果有问题，请咨询睡眠专家。以下是基本计划：

1. 确定晚上的平均睡眠时间（使用睡眠日记）。

2. 再加上 30 分钟，这是你两周内每晚允许卧床的总时间。

3. 上床睡觉，设置闹钟，这样你就可以在床上度过分配的全部时间后起床。

　　即使你睡眠不足也要起床（这是令人讨厌的部分）。

　　这段时间不允许白天小睡（当然，这也很烦人）。

4. 保持这个睡眠计划大约两周。

　　你的睡眠效率应该会提高。如果你发现自己感觉很好，就坚持这个时间表。如果你想要更多的睡眠时间，每次增加 15 分钟，直到达到平衡。

　　这个过程可能看起来有点苛刻，但它的回报是改善睡眠。然而，如果你在任何时候都感到疲劳不堪，请停止使用，并咨询睡眠专家。

我的睡眠计划

　　本章的目标是帮助那些失眠的人入睡，在夜晚的大部分时间保持睡眠状态，并在醒来时感到休息好了。你可能已经发现自己的睡眠环境非常好，但你总是躺在床上很久不能入睡。无用的想法可能会扰乱你的睡眠，或者在白天喝咖啡太晚可能会让你睡不着。

　　不管你在睡眠上有什么发现，花几分钟时间来决定你该怎么做。在练习表 13-6 中写下你的睡眠目标。今晚好好睡一觉，明天早上见。

练习表 13-6　我的睡眠计划

_____

_____

_____

_____

_____

第 14 章

做出用药的决定
Making the Medication Decision

在本章

» 考虑用药对你是否有意义

» 与医生讨论你的治疗方案

» 追踪药物的副作用

今天，广泛的研究已经得出结论，情绪问题是由遗传、环境、社会和生物因素共同导致的。患有焦虑或抑郁的人有着不同的经历，没有任何合理的方法可以准确地解释他们痛苦的原因。但如果你相信制药公司发布的广告，你就会认为合适的药物可以治愈导致内心痛苦的特定脑内化学物质失衡。

如果事情真的这么简单，我会第一个推荐使用药物治疗所有困扰你的情绪。我可能也不会写这本书，因为根本不需要。事实上，科学家们并不真正理解药物是如何或为什么在某些时候对某些人起作用的。还有一些人接受了多次药物治疗，但收效甚微或根本没有缓解。

事实上，综合研究表明，很大一部分改善可能来自安慰剂效应。当一个人服用假的、惰性的药物和服用活性药物得到相同的好处时，安慰剂效应就产生了。让未来的科学家们对此争论不休吧。

最重要的是，对我们大多数人来说，单靠药物并不能消除情绪困扰，而且药物很少是人们想要采用的唯一策略。然而，药物确实扮演着重要的角色，所以本章帮助你做出一个很好的决定，考虑是否想要药物治疗你的焦虑或抑郁。它还为你与医生讨论药物治疗做准备。如果你和医生认为这种药物适合你，那么一张表格可以帮助你追踪所有副作用，这样就可以让医生准确地了解你的病情。

牢记

是否服用药物来缓解你的情绪困扰应该是你与医生合作做出的决定。本章的一个目的是让你成为一个知情的消费者，最终，医生将确定你是否患有可以通过药物治疗的疾病。而且你必须同意服用或不服用药物。你和你的医生掌握的信息越多，你的决定就越明智。

服用或不服用

我经常遇到的一个问题是："什么最有效？药物还是非药物治疗？"答案是两者都有。对于抑郁症，大多数研究表明，药物和非药物治疗的效果差不多。但对于某些类型的焦虑，认知行为疗法，比如这本书中介绍的那些，可能会略微占上风。有些人在药物和非药物治疗相结合时得到了更好的结果。

研究表明，认知行为疗法有助于防止复发，所以强烈建议你不要将药物作为唯一的治疗方法（你在这本练习指南中读到的大部分内容都是基于认知行为疗法的原则）。

牢记

如何做出用药决定？首先，你需要了解哪些情况或经历支持药物治疗。练习表 14-1 列出了考虑用药的原因，所有这些项目都表明需要进行专业评估。复选与你相关的情况或项目，每多选择一个陈述，都会提高药物成为治疗计划的一部分的可能性。

练习

现在使用练习表 14-2 来回顾你复选过的项目，在空白处详细说明适用于你的陈述。具体描述这些问题是如何在你的生活中出现的，包括你的想法、感受和观察。

练习

任何事物都有两面性。练习表 14-1 揭示了考虑用药的可能原因，但也有你可能不想走那条路的原因。考虑一下导致一些人选择不用药的原因：

» **副作用问题：** 不同的药物有不同的副作用。副作用在本章后面的"评估副作用"一节中进行了详细的回顾，但常见的副作用包括口干、胃肠问题、性困难、体重增加和头痛。有些

练习表 14-1 药物适应证

- ☐ 1. 我认真地考虑或计划伤害自己或他人。

- ☐ 2. 我觉得与现实脱节，会听到或看到不存在的东西。

- ☐ 3. 我的情绪波动很大。

- ☐ 4. 我觉得一切都不可能好转了。

- ☐ 5. 我的思绪不停地奔流，感觉失去了控制。

- ☐ 6. 我经历了一件严重的创伤性事件，一直在想它。

- ☐ 7. 我的情绪困扰严重扰乱了我的生活。

- ☐ 8. 我已经尝试了六个月或更长时间的治疗，但感觉没有任何改善。

- ☐ 9. 我的医生说，身体状况是导致我抑郁的主要原因。

- ☐ 10. 我一生中大部分时间都很抑郁或严重焦虑。

- ☐ 11. 一想到要和别人谈论自己的问题，我就受不了。

- ☐ 12. 我完全被自己的情绪问题压垮了。

- ☐ 13. 除了抑郁或焦虑之外，我还有酗酒 / 吸毒的问题。

- ☐ 14. 我感到非常多疑或偏执。

- ☐ 15. 最近，我做出了一些非常冲动、可怕、离谱的决定。

练习表 14-2 我的药物适应证总结

_____

_____

_____

_____

_____

人比其他人更容易受到副作用的影响，尽管医生通常可以找到解决最严重的副作用的方法，但副作用是一个真正令人担忧的问题。

» **长期影响的担忧：** 大多数治疗情绪问题的药物似乎短期风险相对较小。然而，有些药物研发出来的时间还不够长，医生无法确定使用多年后是否会出现问题。而且，由于药物往往必须终身服用，长期影响可能是一个严重的问题。

» **成瘾：** 一些治疗焦虑的药物，如苯二氮䓬类药物，会令人上瘾。这意味着，如果你服用这些药物超过几个月，你可能会对它们产生依赖，并在停止服用时出现戒断症状。然而，大多数抗抑郁药通常不会上瘾，一些抗抑郁药能够治疗焦虑和抑郁。

警告

» **怀孕和母乳喂养：** 根据仔细的医学审查，一些治疗情绪困扰的药物对怀孕或母乳喂养的母亲来说似乎相对安全。然而，安全数据并不全面，在这种特殊情况下使用这些数据存在争议。产后抑郁症，即分娩后的抑郁症相对常见，但如果不加以治疗，会变得相当严重。如果你在婴儿出生后出现抑郁症状，你应该进行评估。

» **个人偏好：** 由于宗教原因、哲学观点或强烈的个人偏好，有些人干脆不吃药。如果你是这样的人，请通过自助锻炼或让有资质的心理咨询师来治疗你的问题。

牢记

虽然有合理的理由选择不服用治疗焦虑或抑郁的药物，但如果你的症状非常严重，没有从非药物治疗中得到改善，或者涉及严重的自杀或杀人想法，我希望你能重新考虑你的治疗决定，并咨询你的医生。

练习

1. 回顾你赞成和反对用药的理由。

2. 考虑与你的全科医生或心理咨询师谈谈你的担忧。

3. 考虑你希望如何将药物应用到你的治疗中，并在练习表 14-3 中写出你的推理过程，包括你的想法、感受和观察。

练习表 14-3　我的用药决定

_____

_____

_____

_____

_____

准备处方

如果你决定服用药物（希望你只打算在治疗或自助练习的同时服用），重要的是向你的医生提供完整、真实的信息，以便他或她能够为你的治疗提出准确的建议。大多数人在匆忙的预约中忘记了他们想对医护人员说什么，因此，这里有一份问卷供你填写，并在就诊期间交给医生。医生可能需要更多信息，但练习表 14-4 中的问题是表述你的病情的良好开端。

如果你不想把这份问卷从这本书中撕下来，或者把整本书带到医生的办公室，你可以从 www.dummies.com/go/anxiety&depressionworkbookfd2e 下载更多的副本。

练习表 14-4　为医生提供的重要信息

1. 描述你的情绪症状（有关想法，请参见第 1 章）。

2. 这些症状出现多久了，出现的频率有多高？你曾经有过这种感觉吗？

3. 描述你的症状有多严重，以及它们如何影响你的生活。一定要说明你是否想过伤害自己或他人。

4. 描述你生活中最近发生的所有重大变化，包括死亡、工作变动、离婚、受伤、慢性疼痛或疾病、退休或财务问题。

5. 描述你的所有身体症状（有关想法，请参见第 1 章）。

6. 描述你的身体症状的发作频率和严重程度，以及持续了多长时间。

（续表）

7. 列出你最近患过的疾病以及你目前服用的所有药物（及其剂量），包括你正在治疗的所有慢性疾病，如高血压、糖尿病、肾病、肝病或哮喘，别忘了提避孕药。

8. 有重大情感问题的家族史吗？包括所有近亲的心理健康信息。

9. 列出你服用的所有草药、补充剂、维生素或非处方药。

10. 写下你现在和过去吸烟、喝酒和吸毒的情况，包括频率和量。

11. 列出你的过敏反应。你过去对药物、草药或食物有不良反应吗？

12. 你是否怀孕、计划怀孕或正在哺乳？

评估副作用

近一半服用抗焦虑或抗抑郁药的人因为不确定的副作用，或因为他们觉得药物没有给他们带来好处而停止服用。这些人可能没有意识到：

» 许多药物需要数周才能达到好的效果。

» 随着时间的推移，副作用往往会减少或消失。

» 开处方的人可能知道副作用更小的替代药物。

» 可加用另一种药物以减少副作用。

警告

停止任何治疗情绪障碍的药物都需要仔细监督，因为即使是通常意义上不会上瘾的药物，如果突然停药也会引起麻烦。请不要在没有咨询你的医生之前就停止服用处方药。

如果你的药物出现问题，继续服药、尝试替代药物或在治疗方案中添加另一种药物以减少副作用的决定最好与你的医生一起做出。你猜对了——这意味着你必须定期与你的处方医生沟通你正在经历的具体副作用。

练习

了解你经历的副作用对你的医生来说非常重要，练习表14-5 是一份副作用监视表，供你填写并用于咨询（或在电话交谈中用作指南）。在你开始服用新的抗抑郁药或抗焦虑药后，请每周填写这些表格。

1. 中间一栏，每周的每一天，在你经历的每个明显的症状旁边打一个勾。

2. 一周后，在右栏中计算出复选标记的数量。一定要在周表
上注明日期。

3. 在你去看医生的几周内完成这些检查清单。

4. 准备好与你的医生讨论这些问题。

提示

对于抑郁和焦虑，你总是可以选择其他的治疗方法。许
多人服用草药和补充剂来缓解轻微的情绪困扰，你的医生可
以告诉你其他治疗特别严重的抑郁症的方法。有关药物治疗
的更多信息，请阅读我的另外两本书《焦虑症》（*Anxiety for
Dummies*）和《抑郁症》（*Depression for Dummies*）（Wiley 公
司出版）。

练习表 14-5　我的每周副作用监视表　　日期：

症状	复选标记	总数
坐立不安		
疲乏		
无缘无故地兴奋		
视力问题		
便秘		
失眠（甚至感觉不需要睡眠）		
发抖		
腹泻		
情绪毫无缘由地突然低落		

（续表）

焦虑加剧
口干
头疼
性问题
恶心或胃部不适
异常的冷漠
记忆问题
体重变化（每周评分一次）
食欲变化（上升或下降）
心跳加快
皮疹
大汗
头晕
感觉精神振奋
排尿问题（过多或过少）
肌肉痉挛或抽搐
噩梦
脚或手肿胀
麻木
其他身体或意外的情绪变化（请列出）

PART 5

关系疗法

Relationship Therapy

在本部分

☑ 意识到关系是如何影响情绪的

☑ 处理悲伤和失去

☑ 了解自我防御

☑ 讨论困难时刻

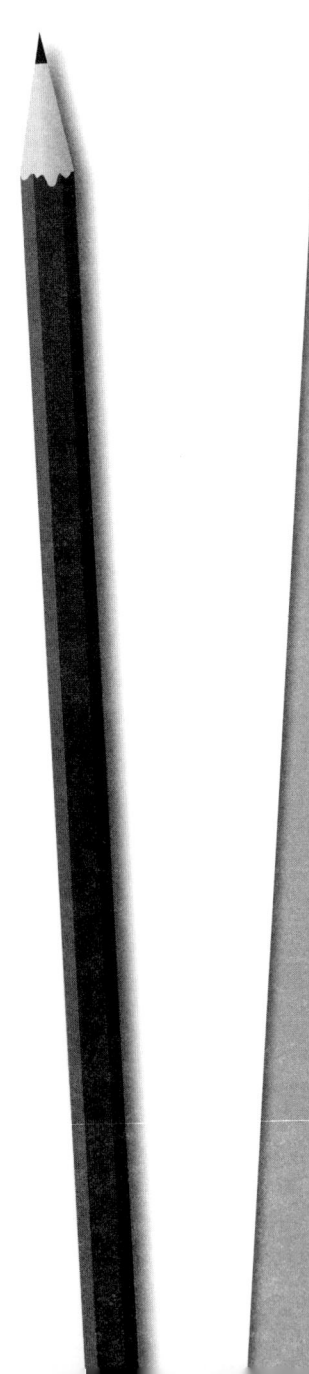

第15章 | **修复人际关系**
Restoring Relationships

在本章

» 发现情绪和关系之间的联系

» 审视你的人际关系

» 用积极的行动来加强你的人际关系

» 处理结局

支持性的人际关系可以缓冲所有类型的情绪困扰。大量研究表明，良好的人际关系和社会支持能改善身心健康。

人类是社会性动物，当朋友、家人和邻居有空一起喝杯茶、开车去看医生或下午散步时，人的生理功能会更好。像大猩猩、鸟类和蚂蚁一样，人类在紧密联系的群体中茁壮成长。因此，努力改善你的人际关系可以帮助改善你的情绪，提高管理压力的能力，并创造一种幸福感。

然而，痛苦的情绪阻碍了你改善人际关系的努力。这种情绪会损害友谊、亲密关系，甚至是与同事或陌生人的关系。所以，除了明显的缓解焦虑或抑郁的方法外，加强你的人际关系也会改善你的情绪。

本章回顾了可以应用于几乎任何类型人际关系的强化策略。然而，亲密关系之所以被强调，是因为这种关系的破坏会造成最大的伤害，也是因为修复它们对你的心理健康非常有益。此外，如果你正在处理一段受损的人际关系，本章可以提供一些应对策略，因为这样的事件可能会造成相当大的创伤，并引发强烈的焦虑或绝望感。

提示

"新冠"大流行期间的孤独和孤立被认为是全球抑郁和焦虑大幅增加的部分原因。当然，其他疫情大流行的压力因素，如财务不确定性、失去家人以及对感染病毒的恐惧，也会导致心理健康问题。

揭示情感 – 关系的联系

不管你喜不喜欢，当焦虑或抑郁时，你会变得更专注于自己。这并不意味着你变得自负，但你的注意力集中在你的个人问题和担忧上。虽然注意力的转移是可以理解的，但当你的问题消耗了你大部分精力时，人际关系可能会受到影响。因为你的精神和情感都枯竭了，不太注意培养你的人际关系，而人际关系需要精心培养。

此外，当你焦虑和沮丧时，那些关心你的人可能会试图让你高兴起来或帮助你。当他们的努力失败时，他们常常感到沮丧和无助。最终，他们会感到精疲力竭，可能会远离你。坦白地说，时间长了之后，和一个总是闷闷不乐的人在一起会让人很沮丧。下面的例子向你展示了抑郁症是如何轻易地破坏一段良好的人际关系的。

示例

随着季节的变化，约翰（John）不时陷入抑郁。当冬日天色昏暗时，他的心情也灰暗了［有关季节性情感失调的更多信息，请参见《抑郁症》（*Depression for Dummies*，Wiley 公司出版）］。在去年夏天一场旋风般的浪漫之后，约翰在一场美丽的秋季婚礼中与梦想中的女人吉娅（Gia）结婚。他从来没有这么开心过。

约翰警告吉娅注意他的冬季抑郁。然而，两人都希望他们之间的爱和她在他生活中的存在能帮助他在黑暗的几个月里抵御抑郁。不幸的是，随着白天越来越短，抑郁压倒了约翰。他从吉娅身边退缩，吉娅试图理解他，但却因为她无法让他高兴起来而感到受伤和沮丧。约翰对自己伤害了妻子感到内疚，但对自己的困境却无能为力。两人的关系受到了影响。

练习

在练习表 15-1 中，回答与你生活中重要人际关系有关的问题，看看抑郁或焦虑是否对你造成了伤害。

提示

虽然抑郁和焦虑经常会导致人际关系出现问题，但它们并不是唯一的罪魁祸首。有些关系会因为严重的情感问题而恶化，而另一些关系则是不健康的。如果你想知道为什么你们的关系不太好，或者你怀疑自己被虐待了，去咨询一下专门为夫妻服务的心理咨询师。

练习表 15-1　影响人际关系的问卷

1. 我是否在人际关系中退缩了？如果有，在哪些方面？

2. 我没有以前那么深情了吗？如果是，在哪些方面？

3. 我是不是比以前更加暴躁或挑剔？如果是，在哪些方面？

4. 我是否变得不太关心别人，较少赞美别人，或者更缺乏同理心？如果是，在哪些方面？

增进你的人际关系

你有没有在新恋情开始时收到或送过花？理想情况下，人际关系会持续提供各种各样的"鲜花"——赞美、陪伴、美好时光、关心、关爱、欢笑等。大多数好的人际关系都是从热情和一段美好的感情开始的。但太多时候，自满情绪会渗入，生活也会受到干扰。过了一段时间，很容易忘记"送花"。

当你停止培育花园时，丑陋的杂草会扼杀健康的植物。这同样适用于一段关系，它会因为不注意而枯萎。你可以通过以下方式为你们的关系施肥：

» 积极地谈话
» 积极地行动

你们的关系无论是真的很糟糕，还是很好，但如果不是你想要的样子，这一部分叙述的策略可以帮助你改善它。

沟通

沟通是良好关系的基础。每个人都能从安全的人那里得到帮助，向他们表达自己的想法和感受。为了帮助你创造合适的积极的交流氛围，这里有两个练习：每日新闻和我欣赏伴侣的12 件事。

提示

如果你与伴侣的沟通存在问题，请跳转到第 16 章进行解决。如果下面的练习效果不佳，那就去找心理医生进行夫妻咨询吧。

阅读每日新闻

练习

　　每日新闻（练习表 15-2）是确保你和你的伴侣花时间沟通和倾听彼此的一种方式，其目的是增进亲密。把这个练习放在最优先的位置，经常做。

练习表 15-2　每日新闻

---

1. 和你的伴侣一起约定一个时间，坐下来用 20 分钟谈谈当天发生的事情。你可以选择每天在同一时间聊天，也可以改变时间。每天都这样做是最好的，这就是为什么它被称为"每日新闻"，你会受益于每周至少 3 ～ 4 次这样的谈话。

2. 确定你的谈话时间，并写在这里：

---

3. 让你的搭档开始讲 10 分钟。

4. 通过以下方式表示兴趣：

- 问几个问题加深了解
- 点头
- 做出简短评论
- 对伴侣的感受表达同情或理解

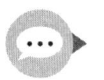

提示

此时不要给对方提建议或解决他 / 她的问题，避免批评或挑起冲突。

5. 在你的伴侣分享了他 / 她一天中发生的事情后，试着以积极的方式总结他 / 她说的话。

6. 问问你的伴侣你对他 / 她所说的理解是否基本正确。如果不是，请对方澄清。

7. 轮到你谈谈你的一天，让你的伴侣遵循同样的规则。

当你完成了几次"每日新闻"练习后，反思它是如何进行的，并将你的想法记录在练习表 15–3 中。练习前后你感觉如何？你现在更了解你的伴侣了吗，你的伴侣也更了解你了吗？你感觉更接近了吗？

练习表 15–3　我的反思

_____

_____

_____

_____

_____

好好利用赞美之词

真诚的赞美可以增进沟通并产生积极的感情。当你感到焦虑或沮丧时，可能不会考虑欣赏你的伴侣。但当你不表达你的珍惜和欣赏时，你的伴侣很可能会感到不被欣赏。通过以下练习，即"我最欣赏伴侣的 12 件事"，回到赞美伴侣的轨道上。

练习

1. **在练习表 15-4 中，写下你欣赏、重视、钦佩和珍惜伴侣的所有事情。** 包括智力、关心、热情、魅力、天赋、日常生活的帮助（如做饭、打扫卫生、财务等）、幽默感以及你能想到的任何其他属性。只写下你觉得真正适用的项目。

对伴侣的评估要具体，例如，不要说"你是世界上最好的人"，而是缩小范围，说"我喜欢你和孩子玩耍的方式"。同时，避免使用"但是"，例如，不要说，"我真的很喜欢你的头发，但是短一些更好看"。那真的只是一句挖苦人的话——两种情况都有可能。

2. **每天至少从你的清单上找出一项（或者想出一些新的东西）赞美你的伴侣一次。**

3. **制定一个策略以记住表达这些赞美。** 例如，在你的日历上做个笔记，在手机上设置一个提醒，或者在房子的各个地方贴上便利贴。

练习表 15-4　我最欣赏伴侣的 12 件事

1.
2.
3.
4.
5.
6.
7.
8.
9.
10.
11.
12.

提示

　　养成对每个人都真诚赞美的习惯，而不仅仅是对你的伴侣。这样做会让别人注意到你，从而提高你的受欢迎程度，甚至可能让你加薪！

牢记

　　有些人对赞美不屑一顾，说："哦，你不是那个意思。"或"那不是真的。"如果你的伴侣以这种方式回应，那就继续赞美吧。人们拒绝赞美并不是因为他们不想听，而是因为他们难以接受。

　　在你花了几周的时间增加你对伴侣的赞美之后，反思你们关系中的任何变化（见练习表 15-5）。你是否感受到温暖，感情或交流有所增加？你或你的伴侣心情更好了吗？

练习表 15-5　我的反思

_____

_____

_____

_____

_____

警告

　　如果你想不出你的伴侣有什么值得你真正欣赏的地方，你们的关系就有大麻烦了。请向受过婚姻咨询培训的专业人士寻求帮助。

做积极的事情

　　如果沟通是良好关系的基础（参见"沟通"一节），那么分享愉快的活动就是最重要的。本节将审视一个重要的技能来增加与伴侣的积极互动时间——积极分享系统。

　　积极分享系统的设计是为了让你用一种简单的方式向你的伴侣表达关心。这个系统包括列出你和你的伴侣可以经常为对方做的一些小的关爱行动。列好清单后，每个人都要记录下对方做了什么。和你的伴侣一起审视这个策略，这样你们俩都能参与进来。虽然这个方法看起来很简单，但研究表明它确实有效，能让人产生意想不到的积极情绪。在你开始建立你自己的积极分享系统之前，看一下下面的例子。

示例

特丽莎（Trisha）和迈克尔（Michael）决定尝试"积极分享"，因为他们发现他们的关系已经失去了活力。他们讨论可以采取的具体行动来增加他们从对方身上得到的快乐。迈克尔要求特丽莎不要再抱怨他们的财务状况，但在谈话中，他们意识到他的要求是消极的，而且专注于他们经常争吵的事情。所以，他们想了解其他更积极的行动来增加快乐。例如，特丽莎要求迈克尔对她妈妈好一点，但经过思考，她意识到她的要求太模糊了，所以她要求他在她打电话的时候花一两分钟和她母亲通电话。练习表 15–6 显示了他们最终决定了什么，以及他们采取决定行动的第一周的结果。

出乎意料的是，特丽莎和迈克尔发现，这种策略实际上让他们感觉彼此更亲密、更温暖，他们不再经常争吵。事实上，他们非常喜欢这样的结果，以至于在接下来的一周，他们又在清单上增加了几项。双方都注意到取悦对方的愿望增加了。

练习

1. 和你的伴侣谈谈，列出一份行动清单，你们中的任何一方都应当将这些小的举动理解为关心或喜爱的象征。这些行动必须是：

正面的陈述

清晰明确（这样你就可以确定是否发生了）

容易做到

能够经常进行

不是你们一直在争吵的事

2. 在练习表 15-7 的左栏列出这些行动。

3. 每天在右栏写下你注意到你的伴侣为你做某件事的日期。你的伴侣也应该这样做。

4. 每天结束时和你的伴侣简单讨论一下你的练习进度。

5. 承诺每天至少做 3 ～ 5 件这样的事情，不管你的伴侣是否也这样做。不是强迫自己做某一特定的事情，而是去做各种各样的事情。

练习表 15-6　特丽莎和迈克尔的积极分享系统

期望的行为	执行日期
迈克尔买了晨报	7 月 16、20、21 日
特丽莎给迈克尔揉背	7 月 16 日
迈克尔给特丽莎揉背	7 月 16 日
特丽莎赶在迈克尔回家前开始吃晚饭	7 月 17、18、20、22 日
迈克尔给特丽莎买了一个小礼物	7 月 22 日
特丽莎在工作时给迈克尔发短信聊天	7 月 17、18、19 日
当特丽莎的母亲打来电话时，迈克尔与她交谈	7 月 21 日
当迈克尔看新闻时，特丽莎帮助孩子们做家庭作业	7 月 16、20 日
迈克尔给特里莎的车加油	7 月 22 日
特丽莎在前院割草	7 月 18 日
迈克尔早上煮咖啡	7 月 16、17、18、20、21 日
特丽莎付账单	7 月 20 日

练习表 15-7　我们的积极分享系统

期望的行为	执行日期	

提示

可以考虑把这张清单贴在冰箱或房子里其他明显的地方，这样你和你的伴侣就可以很容易地了解彼此的行动，看到你们取得的进展。

你可以在 www.dummies.com/go/anxiety& depressionworkbook fd2e 上下载这个表格。

牢记

当你和你的伴侣做这个练习时，你们中的一人（或两人）会不可避免地时不时地忘记积极的分享练习。每次发生这种情况时，只需重新做个承诺即可。当这种情况发生时，要抵制批评的诱惑。换句话说，不要因为不可避免的人为失误而让积极的事情变成消极的事情。

在你尝试了一个星期的积极分享系统后，反思它对你的人际关系的影响，并把你的想法记录在练习表 15-8 上。

练习表 15-8　我的反思

处理失去的关系

如果人们能永远生活下去，关系也能长久下去，那就太好了。但生活并不是童话，每个人都不会"从此幸福地永远生活在一起"。关系可能破裂，婚姻可能破裂，环境可能会导致长期分居，人们会死亡。而损失，无论是死亡还是偶然事件，都会造成令人不安的痛苦。

牢记

事实上，失去有时会导致抑郁。当你失去某人时，悲伤和难过是很自然的。然而，悲伤与抑郁并不是一回事，主要的区别是，抑郁包括缺乏信心和自卑的感觉，而悲伤则围绕着失落和孤独的感觉。此外，大多数人发现，与抑郁不同，悲伤会随着时间的推移而减少。失去或害怕失去还会产生焦虑，你可能会认为，没有你爱的人你无法处理生活，你可能会感到有依赖感和不知所措。

如果你失去了某个人，最重要的是要照顾好自己。一定要吃得健康，远离毒品和酒精，定期锻炼，不管你是否喜欢——即使你每天只是快走 30 分钟。尽量保证充足的睡眠。悲伤会对你的身体和精神造成伤害，你需要所有的资源来熬过它。

此外，你可能需要寻求其他的支持。不要害怕寻求帮助，这些帮助来源包括：

» 宗教或精神上的源泉

» 悲伤支持小组

» 朋友和家人

» 心理咨询师

如果你失去了某人，并认为自己无法继续活下去，或者你有绝望或自杀的想法，请立即寻求专业帮助。

继续前进

当你悲伤的时候，想躺在床上把被子盖在头上是很自然的。人们倾向于不去想失去的人或关系，有些人甚至用毒品或酒精来减轻痛苦。然而，所有这些策略只会让事情变得更糟。

练习

一个更好的方法是探索你对失去的人的想法和感受。是的，你应该花一些时间积极地来回顾和重建你们的关系，以及这个人对你意味着什么。这个过程可以让你轻松地继续前进。

为了充分利用这份悲伤探索问卷（见练习表 15-9），留出至少一个小时来回答问题，不要匆忙完成这个过程。此外，你应该会感到强烈的悲伤或悲痛，事实上，你很可能会哭。如果有一个值得信赖的朋友或家人在这个过程中支持你，这会很有帮助。但是，如果你感到不知所措，或者即使有一个支持你的朋友，你也无法做这个练习，请寻求专业帮助。

活跃起来

你永远无法完全取代你已经失去的人，因为人和关系都是独一无二的，从某种意义上说，是不可替代的。尽管如此，你可以收拾残局，继续前进，用有意义的人际关系和活动来充实你的生活。在你逐渐恢复后，探索以下活动：

» **志愿工作**：帮助他人是重新获得生活意义感的好方法。此外，志愿工作通常会带来友谊和新的社交圈。

» **快乐的活动**：即使你感到悲伤和失落，也有可能让快乐回到你的生活中（关于健康的乐趣，请参见第 11 章）。你不会觉得自己应该沉浸在快乐中，但当你从失落中恢复过来后，允许自己享受一些事物可以加速你的愈合。

» **社交**：无论是拜访朋友和家人，还是再次开始约会，与其他人在一起可以帮助你度过艰难的时光。有时开始约会或结交新朋友一开始会感到害怕，然而，这两者都是学习爱和建立新关系的步骤。冒险回到世界是治愈过程的一部分。

练习表 15-9　悲伤探索问卷

1. 和这个人在一起的时候，我的生活是什么样的？

_____

_____

_____

2. 我看重这个人的什么？

_____

_____

_____

3. 和这个人之间有什么困难？

_____

_____

_____

4. 我从这段关系中学到了什么，无论是积极的还是消极的？

_____

_____

（续表）

5. 我现在的生活有什么不同？

6. 我最生气或怨恨的是什么？

7. 我最感激这段关系的哪些方面？

8. 我喜欢这段关系的哪一点？

9. 给你失去的人写一封信，这封信的目的是给自己一个了结。回顾在问题 1~7 中你可能想要在信中包含的信息，不要拘束，表达你心中的任何想法。

第 16 章 | **化解冲突**
Smoothing Out Conflict

在本章

» 战胜防御心理

» 不对伴侣的行为负责

» 在冲突中沟通

与你在乎的人发生冲突会伤害你，而当你抑郁或焦虑时，你往往会更加暴躁，从而导致更多的冲突。就像与抑郁和焦虑有关的许多其他问题一样，恶性循环随之而来。

本章有助于打破冲突的恶性循环。它解释了所谓的恶意假设，这种假设会导致防御心理和反击，然后追踪自己的人际关系中的恶意假设和防御心理。你会发现，识别和理解你和你的伴侣的热点问题有助于消解你之前认为的批评。最后，本章提供了建设性地处理冲突的技能。

压倒性的防御心理

当人们在情感上感到脆弱时，无论是由于抑郁、焦虑还是关系中的冲突，他们开始对伴侣的言行做出恶意假设。恶意假设指的是一种倾向，即自动地以最消极、最批判性的方式来解释交流或行为。通常情况下，恶意假设严重误解了信息的真实含义。

以下是日常生活中恶意假设的一个常见而具体的例子。假设你在高速公路上开车，有人插进来超车了。你可以用两种方式来解释司机的动机：一种是疏忽大意的结果，另一种是直接针对你的敌对行动。哪种反应是恶意假设？认为司机故意带着敌意超车。因此，如果你做出这样的假设，你可能会打开车窗，让他好好看看你的一个手指（你知道哪个手指）。这种行为反过来可能导致暴力行为的危险升级，也称为路怒。

当恶意假设导致你将交流或行为视为攻击时，就会产生防御心理。在防御反应中，你认为自己不应该以任何方式为问题负责，或者你会反击。说某些事情不是你的错是假设你的伴侣有敌意；当你进行反击时，你所完成的只是冲突的升级。任何一种反应都可能为争论提供燃料。

讽刺通常标志着防御心理。当你听到自己在讽刺时，要特别注意，并思考一个更合理的回应。

练习表 16-1 中的例子帮助你了解恶意假设和防御心理的阴险过程是如何工作的。

练习表 16-1　恶意假设和防御性反应的例子

最初的交流或行为	恶意假设	防御性反应
"你今天看起来很累。"	她说我看起来很糟糕。	"你看起来也不太好。"
"支票簿在哪里？"	他是说我没把它放回原位。	"嘿，我没弄丢，是你最后用的！"
"你给车加满油了吗？"	她在批评我没有加油。	"没有，但你为什么不能加油？"
你的伴侣忘记了你的生日。	很明显，她不再关心我了。	这很好，我会报复她的。
你的伴侣让你修改你们一起写的书中的一些措辞。	他一定认为我很蠢。	"你写的东西读起来也不像海明威！"
"房子里一团糟。"	他是说我没有尽到应尽的清洁义务。	"我是你的女仆吗？如果你不喜欢，就把它清理干净。"

请注意，在练习表 16-1 中，所有的初始沟通和行为至少都有些模糊。换句话说，你不能确定这个人是否怀有敌意。此外，无论一条信息或行为是否带有明显的敌意，防御性的回应都没有多大好处——当然，除非你想要的只是一场大战。

关注你的防御性行为

练习

在你停止做出恶意假设并做出防御性反应之前，你需要看看这些行为是如何在你的生活中发挥作用的。从跟踪这些行为突然出现的事件开始，使用下面的说明作为你的指导。（在你确认了自己的防御性行为后，你会读到一种防御心理的替代方法，以及一种可能会带来较好结果的处理真正敌意批评的方式。）

1. 每当你的伴侣说了或做了一些你觉得可能有敌意的事情，把它写在练习表 16-2 的左栏里。

2. 在中间一栏中，写下你对所发生事情的解读。尽量诚实，不要清理你的反应——或者你的语言！说出你对伴侣所说或所做事情的真实感受。

3. 在右栏写下你的反应，并分析你的反应是否具有防御心理。你是试图为自己开脱罪责，还是以某种方式进行反击？

练习表 16-2　我的恶意假设和防御性反应

最初的交流或行为	恶意假设	防御性反应

回顾你的恶意假设和防御反应。在练习表 16-3 中，反思它们是如何导致你们关系出现问题的。

练习表 16-3　我的反思

_____

_____

_____

_____

_____

请试试看

希望上一节的练习能让你更加清楚自己何时处于防御状态。但是，当你认为伴侣的行为或言语是虚伪的或恶意的时候，还有什么选择呢？试试看。

试试看首先需要捕捉到防御的冲动。然后，当你准备好了，可以温和地询问你伴侣的真实意图。

示例

麦克斯（Max）答应 6 点 30 分去接娣娃（Teva）吃晚饭、看电影。6 点 50 分，他气喘吁吁地赶到说："对不起，交通太糟糕了。"娣娃立刻进行恶意假设，认为麦克斯是故意迟到的，这证明麦克斯对她失去了兴趣。她差点说："你上次就是这么说的，你个混蛋"。但她决定去试试看。她停下来，深吸了一两口气，等平静下来后，她问道："麦克斯，我有点担心你可能会对我失去兴趣，是这样吗？"麦克斯对这个问题感到很惊讶，他说："天哪，没有。如果你觉得是这样，我真的很抱歉。这确实是一场可怕的事故。我真的很在乎你，很享受和你在一起的每一秒。"

练习

当你发现自己处于潜在的敌对状态时，花点时间按照下面的指导来练习试试看的技能：

1. 当你感觉受到攻击或批评的时候，请闭嘴。

2. 慢慢地深吸一口气，然后慢慢地呼气。重复一两次，直到你感觉稍微平静下来。

   在你呼吸的时候提醒自己，如果在沮丧的时候说话，你说出有用或富有成效的话的概率被精确计算为五十八点六亿分之一。

3. 当你平静下来时，问问你伴侣的真实意图。温和地解释你的担忧，但不要指责或攻击。

4. 记录你的交流过程，这样你就能少些感情用事。在练习表 16-4 中，在左栏中记录最初的交流或行为。

5. 在中间一栏写下你的恶意假设。

6. 在右栏写下你是如何验证你的假设的。

练习表 16-4　我的恶意假设和试试看的反应

最初的交流或行为	恶意假设	试试看

不要拒绝化解

防御心理或反击的另一种选择是化解。当伴侣明显在批评你时，你可以使用这个技能。基本上，化解包括说一些完全违反直觉的话，在你的伴侣的陈述中找到至少一小部分真相。当你了解伴侣的部分（有时是全部）担忧时，你就能让对话继续下去，并在互动中减少情感负担。不要完全欺骗你的伴侣，而是真诚地去发现你的伴侣对手头问题的看法。通常，你和你的伴侣至少能找到一些共识。

提示

这种技能并不适用于直接的言语虐待。在这种情况下，你需要寻求帮助。有时很难知道你是否受到了情感虐待，所以，如果你不确定你的伴侣是否有虐待行为，请咨询心理咨询师。

练习

练习表 16-5 包含批评的例子以及相应的化解反应。对于练习表中的最后三个批评，填写你认为最有效的化解反应。

练习表 16-5　化解批评

批评	化解反应
你花钱太多了。	有时我可能会，但我不确定你现在指的是什么。
你对孩子们太凶了。	你说得有道理，当我大喊大叫时我会尽量注意的。
房子乱糟糟的，你从来不打扫。	我理解你的感受，但我觉得我不像你那么看重房子的干净。我们能想出一个折中的办法吗？
你总是对我指手画脚，你控制欲太强了。	我承认我有时会习惯这样，尽管我认为在很多事情上都让你随心所欲。你具体的抱怨是什么？

（续表）

我不想在你妈妈那儿待那么久。
你像一只老鼠，让老板对你颐指气使。
你应该减肥。

　　尽可能地练习化解。这不是自然而然的反应，但如果你掌握了这个技能，所有的关系都会进展得更顺利。

牢记

　　当你在自己的人际关系中测试了化解技能和试试看技能（见上一节）之后，反思一下这些防御心理和反击的替代方法是如何对你起作用的。你有没有发现你的伴侣确实怀有敌意？或者你是否发现你的伴侣无意中造成了伤害或批评？无论哪种情况，试试看是否能防止事态像往常一样升级？当你试图化解伴侣的评论时，潜在的冲突减少了吗？将你的反思记录在练习表16-6中。

练习表 16-6　我的反思

_____

_____

_____

_____

_____

发现问题不全在自己

当你在乎的人生气或心烦意乱时，你可能会认为这种心烦在某种程度上与你有关。这种反应很自然，但并不总是正确的。当你错误地为伴侣的情绪负责时，你就陷入了自我苛责。当你自我苛责时，你可能会感到苦恼，可能会变得自我防御或反击（关于这些反应，请参见"压倒性的防御心理"一节）。

当人们感到不安时，通常与你无关——即使他们说是这样。怎么可能呢？事实是，大多数时候，人们对事件有强烈的情绪是因为他们的一个或多个个人雷点按钮被按下了。这些雷点通常基于人们对自己、他人和世界的看法或假设（有关有问题假设的信息，请参见第 7 章）。

如果你能找出你伴侣的雷点按钮是什么，你就知道是什么引发了他们的愤怒和其他强烈的情绪。这也有助于了解你伴侣的不安更多地与有问题的假设有关，而不是与你有关。理解有问题的假设可以让你看待事件避免自我苛责，这反过来会让你感到一点同理心，而不是防御心理。

练习

如果与你有冲突的人愿意，可以考虑让他们填写第 7 章中的有问题的假设问卷，然后花点时间互相讨论有问题的假设。这个过程应该会让你更好地理解有问题的假设是如何导致冲突的。

在练习表 16–7 中反思你们的讨论。如果你的伴侣在这些讨论中抗拒或抵触，可以考虑夫妻咨询来帮助你们开始。

练习表 16-7　我的反思

_____

_____

_____

_____

_____

谈论困难的事情

正如第 15 章所述，沟通是任何良好关系的基础。那一章为你提供了分享经验和积极感受的工具，本章将告诉你如何谈论比较棘手的问题，比如担忧、分歧和不满。有时候人们只是需要讨论这些事情，不幸的是，大多数人不知道如何进行困难而成功的谈话。有两种有用的策略可以帮助你表达困难的东西，那就是发送以"我"开头的信息和缓冲。

用以"我"开头的信息转移焦点

当你想表达担忧或不满时，你使用的语言会让你的沟通变得激烈且产生很大的影响。如果你批评或指责对方，你很可能会在对方身上产生防御心理或反击。用以"我"开头的信息陈述你所关心的事情对你的影响，不要责怪或指责你的伴侣。使用这种技能，要清楚地表达你对某个问题的看法。当你用"我"而不是"你"开始交流时，你就知道你在发送以"我"开头的信息。

不要指望快速或轻松地掌握以"我"开头的信息技能。很自然，本能的反应也许是猛烈抨击。因此，以"我"开头的信息需要大量的排练和练习。

练习

　　练习表 16-8 列出了一些指责的例子，并附有备选的以"我"开头的信息。阅读这些例子，然后在列表底部的空白处提出你自己的以"我"开头的信息作为指责信息的替代方案。

　　当然，以"我"开头的信息也有可能导致你的伴侣做出消极的回应。与指责和抱怨的以"你"开头的信息相比，它们只是提高了成功的概率。

练习表 16-8　以"我"开头的信息

指责信息	以"我"开头的信息
你不再爱我了。	我有点没有安全感，我想要更多的关爱。
除非我一遍又一遍地烦你，否则你从来不割草。	我不喜欢为草而唠叨。我希望你能想办法经常做这件事，这样我就不会觉得有必要烦你了。
你什么都抱怨。	有时我担心你不快乐，因为你有那么多抱怨。
你真让我生气。	我有点生你的气。
你的信用卡收费太高了	
你从来不把盘子放进洗碗机！	
你总是迟到。	
你不欣赏我在这里所做的一切。	

提示

　　你不仅可以表达你的感受，还可以温和地表达你的担忧，这样你的以"我"开头的信息就会更有效。

通过缓冲来软化打击

当你表达消极或批评的问题时有两个选择：你可以打你的伴侣的头，或者可以软化打击。猜猜哪个效果更好？就像阿司匹林缓释剂型一样，缓冲可以减少交流中的酸性。为了缓冲，你可以添加一个短语，表达你的立场可能不完全正确，或者你的反应可能有点过度。你可能觉得自己无疑是百分之百正确的，但掩饰一点自信也无妨。即使你完全正确，缓冲也会有所帮助。

看看练习表 16-9 中有缓冲和无缓冲的例子，你自己决定哪一种方法更有可能导致富有成效的交流——一种你有可能妥协和有用的对话的方式。在阅读了这些例子之后，在列表末尾的空白中为未缓冲的关注点填写你自己的缓冲替代方案。

将缓冲与以"我"开头的信息结合起来（参见本章前面的"用以'我'开头的信息转移焦点"）可以更有效地传达你的观点。练习表 16-9 中的缓冲策略包括用以"我"开头的信息和缓冲短语，这些信息和缓冲短语可以表明你的立场可能不是完全、百分之百正确的。

练习表 16-9　缓冲策略

没有缓冲的关注	有缓冲的关注
你把支票账户搞乱了。	我可能对支票账户问题反应过度了，我希望我们能想出一个更好的办法。
你对我们的邻居很粗鲁。	我可能看错了，但我感觉你对邻居有点无礼。
你在派对上和那个女人调情。	我本可以就此罢休，但你似乎在派对上和那个女人调情，我感到很受伤。
你最近在办公室工作时间太长了，你的优先级混乱了。	告诉我是什么原因让你长时间工作。你不在的时候我很想你。
你在买衣服上花钱太多了。	
你总是对孩子们大喊大叫——他们受不了和你在一起。	
你把孩子宠坏了。因为你，他们变成了顽童。	

PART 6

超越焦虑和抑郁

在本部分

- ☑ 认识复发的风险
- ☑ 控制复发的早期症状
- ☑ 制订应急计划
- ☑ 注意感恩
- ☑ 寻找意义和目标

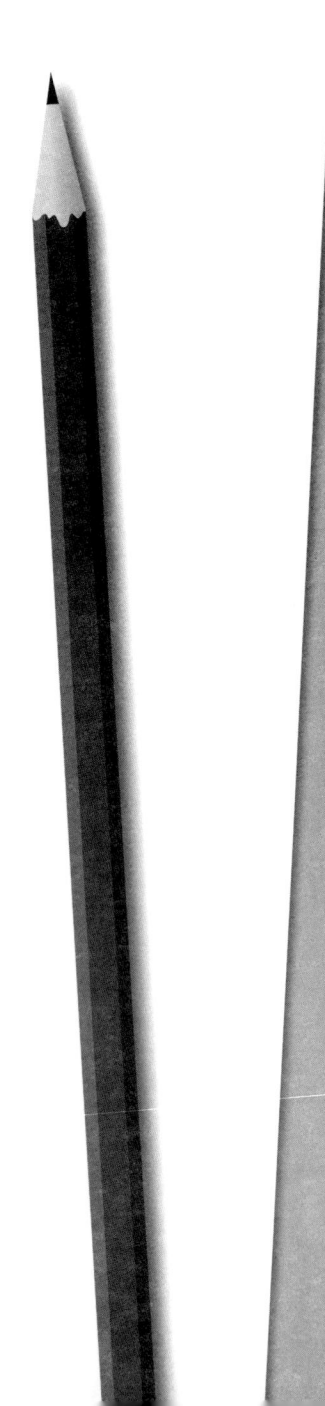

第 17 章 | **控制复发**
Reining in Relapse

在本章

» 确定复发的风险

» 注意复发的症状

» 采取措施防止复发

　　关于焦虑和抑郁的好消息是，它们都是高度可治疗的疾病。通常，无论是你自己还是与专业支持一起，你可以期待治疗能努力改善你的情绪。坏消息是复发很常见。幸运的是，你可以做很多事情来防止复发，并在复发时迅速好转。

　　如果你已经在焦虑或抑郁方面取得了实质性的改善，并想要坚持下去，这是适合你的一章。本章将帮助你了解自己是否有复发的风险。观察复发的迹象可以让你在感到不堪重负之前将问题扼杀在萌芽状态。这一章还为你提供了一些预防复发的策略。

警告

　　如果你已经读完了（也就是说真正阅读且完成了其中的各项练习）这本书的其余部分，而你的情绪仍然焦虑或沮丧，那么这一章不适合你。如果你没有改善，或者你的挣扎超出你的预期，请寻求专业的帮助。然而，如果你已经有所改善，但还没有达到你想要的恢复程度，那就继续做你一直在做的事情。

评估你的复发风险

　　如果你的主要问题是抑郁，复发的风险特别高。事实上，如果你只用药物治疗抑郁，那么在接下来的几年里，复发的风险超过 50%。焦虑的复发风险比较低。

　　研究表明，认知行为疗法（那些专注于改变思维和行为的疗法）是有效的，这也是本书大部分内容的基础。这些疗法不仅有效，而且还能显著降低复发风险。所以，底线是，如果你只是尝试了冥想，那就请接受这本书中的所有技能，或者去看接受过认知行为疗法培训的咨询师。

练习　你可能想知道你复发的风险有多大。要了解你的风险，请复选练习表 17-1 中与你相关的项目。

练习表 17-1　复发风险测试

☐　　1. 我完全摆脱了焦虑和抑郁，不怕它会回来。

☐　　2. 在我的一生中，曾经不止一次抑郁过。

☐　　3. 多年来，我一直断断续续地感到焦虑。

☐　　4. 我只服用治疗自己疾病的药。

☐　　5. 我患有慢性疾病。

☐　　6. 我最近遇到了很大的财务问题。

☐　　7. 最近，因为分手或死亡我失去了一个非常在乎的人。

☐　　8. 我最近经历了一件创伤性事件。

☐　　9. 我不久前丢了工作。

☐　　10. 我刚刚退休了。

☐　　11. 最近家庭冲突有所增加。

☐　　12. 我刚从高中或大学毕业。

☐　　13. 当我感到沮丧或焦虑时，我知道这完全是我的错。

☐　　14. 我不能控制自己的情绪。

☐　　15. 为了快乐，我需要别人喜欢我。

牢记　你可能认为复选清单上的第一个陈述可以降低你复发的风险，错了。令人惊讶的是，过度自信是旧病复发的危险因素。换句话说，有一点乐观是件好事，但你需要用现实来调和这种乐

观。知道你有复发的风险对帮助你处理早期迹象是至关重要的。

如果你复选了复发风险测试中的任何一项陈述，你情绪困扰复发的风险就会增加。复选超过两三个陈述会让你面临极高的风险。

提示

抑郁和焦虑的治疗要持续直到症状几乎完全消退。在你的精力、食欲、睡眠和快乐水平恢复正常后，延长治疗至少 6 ~ 8 周。在症状完全缓解后 6 ~ 12 个月继续服药。

牢记

如果你完成了本章的练习，但复发还是发生了，也不是太糟糕。你不是从头开始的，你有方法，可以重新运用它们，或者你可以尝试一种你还没有时间做的练习。如果你不能自己走出恐惧，可以向专业人士寻求帮助。你可以感觉更好，不要只是坐在那里感受痛苦。

不让旧病复发

复发时，可能会出现微妙的迹象，但不被注意。然后，突然，你发现问题又回来了，可能比以前更糟。

别让旧病复发击垮你。当你从焦虑或抑郁中恢复过来后，每周回顾一下你的情绪和感受。随着时间的推移，随着复发的风险逐渐降低，你可以将这种检查的频率减少到每一个月或两个月一次。

练习

评估你的情绪和感受，完成练习表 17-2 中的早期警告迹象：情绪复发评估。花点时间思考每个具体警告信号，并以书面形式描述你身上发生的事情。

请访问 www.dummies.com/go/anxiety&depressionworkbookfd 2e 下载并打印尽可能多的表格供你自己使用。

练习表 17-2　早期警告迹象：情绪复发评估

1. 我最近开始回避别人了吗？如果是，回避谁？回避什么？何时、何地以及为什么？

2. 我的想法是黑暗和悲观的吗？如果是，它们是什么？强度有多大？

3. 我注意到食欲有什么变化吗？如果是，它持续了多久？我的体重减轻或增加了吗？

4. 我最近是否一直在逃避活动或一些场所？如果有，是什么？在哪里？什么时候？为什么？

5. 我注意到睡眠有什么变化吗？如果有，变化是什么？多久发生一次？

（续表）

6. 我是不是比平时更易怒了？如果是，在什么时候？在什么情况下？

_____

_____

_____

7. 我身边有没有人说过我最近心情不好？如果有，他们说了什么？

_____

_____

_____

8. 我是否注意到自己的记忆力、注意力或精力发生了变化？如果有，这些变化是什么？

_____

_____

_____

9. 我是否对任何事情感到过度的内疚或沮丧？如果有，是怎么回事？

_____

_____

_____

10. 我最近有什么悲伤或担心的事情吗？如果有，是什么？在哪里？什么时候？为什么？

_____

_____

_____

提示

如果你定期填写情绪复发评估表，复发就不太可能出乎意料地找到你。当你发现复发的明显迹象时（如练习表 17-2 所述），阅读并完成本章接下来的两节。此外，回顾过去，多做一些曾经减轻你情绪困扰的事情。

牢记

精力、食欲或睡眠的变化可能是由于身体问题。如果你正在经历这些类型的变化，和全科医生一起检查一下。

准备好"灭火器"

不要等到火灾发生后才制订计划，如果你没有灭火器，现在就买一个。此外，消防演习可以挽救生命，就像排练如何应对复发一样。像对待潜在的火灾一样对待潜在的复发，可以为你节省很多悲伤情绪，防止复发。

练习

练习表 17-2 列出了你应该注意的早期预警迹象，练习表 17-3 列出了一些引发情绪困扰的常见事件。通读这张清单，想想你担心哪些事情会在未来的某个时刻给你带来麻烦。对于每一项，记下你所关心的细节（在列表的最后，加上你担心的未来可能发生的事情）。

那么，你应该担心所有可能发生在你身上的坏事吗？第 8 章关于活在当下的建议怎么样？好吧，你提出了一个很好的观点。活在当下是一个好主意，但为未来做好合理的准备也是一个好主意。

为了做好准备，试试"消防演习"策略。把你在练习表 17-3 中列出的每一个令人担忧的事件都记下来，并弄清楚如果该事件发生，你将如何应对。首先，回顾一下"消防演习"策略的例子。

练习表 17-3　情绪火灾的燃料问卷

1. 失去了对我很重要的某个人

_____

_____

_____

2. 被拒绝

_____

_____

_____

3. 生病或受伤

_____

_____

_____

4. 财务问题

_____

_____

_____

5. 重大政治变革

_____

_____

_____

6. 羞辱、羞愧或尴尬

（续表）

_____

_____

_____

7. 歧视、贫困、流行病、气候变化等社会问题

_____

_____

_____

8. 我的其他担忧

_____

_____

_____

示例

  大约两个月前，大卫（David）从焦虑和抑郁中恢复过来。他打算不再见他的咨询师，这个咨询师在过去六个月里一直陪着他。在结束治疗之前，咨询师建议大卫为可能发生的"火灾"，或是令他恐惧之事的爆发做好准备。咨询师让大卫针对他的一个担忧填写"消防演习"策略（见练习表 17-4）。大卫的父亲和叔叔都在 50 多岁死于结肠癌，而大卫现在已经 51 岁了，所以对他来说，患结肠癌的恐惧是非常现实的。

练习表 17-4 大卫的"消防演习"策略

问题：对结肠癌的恐惧

---

1. 换作别人会如何应对这种情况？

　　我不能否认，这将是非常困难的。然而，我的父亲用他生命的最后几年来处理他的事务，花时间和他的家人在一起。在癌症互助小组，他对很多人都很有帮助，我也可以这么做。我记得我叔叔非常暴躁，似乎遭受了更多的痛苦。我宁愿像我父亲那样。

2. 我以前处理过类似的事情吗？我是怎么做到的？

　　我上大学的时候得了脑膜炎，病得很重，大家都很担心。但我不记得当时有多害怕，我想我可以像那时一样接受现实。

---

3. 这件事发生一年后会对我的生活产生多大影响？

　　事实上，考虑到我定期进行筛查，任何癌症在可治疗的早期被发现的概率都很大。我可能在这个问题上小题大做了。

---

4. 这件事有我想象的那么糟糕吗？

　　显然不是。在早期发现和治疗方面已经有了很大进步，我想我不会有事的。至于自己可能会死，我想自己也能接受。我必须这么做。

---

5. 有没有什么有趣的、有创意的方法来应对这一挑战？

　　我一直想参加癌症步行马拉松比赛。也许我会摆脱困境（可以这么说），直接去做。如果我被确诊了，我会像爸爸一样加入互助小组。他似乎真的受益匪浅，同时也帮助了别人。

　　完成这项练习后，大卫意识到，即使是最害怕的事情，他也能应付。看到演习的好处，他还填写了一份关于未来可能遇到的其他几个挑战的"消防演习"策略。

练习

　　使用练习表 17-5，完成你自己的"消防演习"策略。只需在顶部列出你的具体恐惧，然后回答下面的问题。为你在情绪火灾燃料问卷中发现的每一个问题完成一份策略（见练习表 17-3）。

练习表 17-5 我的"消防演习"策略

问题：

1. 换作别人会如何应对这种情况？

2. 我以前处理过类似的事情吗？我是怎么做到的？

3. 这件事发生一年后会对我的生活产生多大影响？

4. 这件事有我想象的那么糟糕吗？

5. 有没有什么有趣的、有创意的方法来应对这一挑战？

在填写"消防演习"策略之前，你感觉如何？回答这些问题是否揭示了你的恐惧？花点时间反思一下你在为未来的困难做准备方面学到了什么，并将你的想法记录在练习表 17-6 中。

练习表 17-6　我的反思

_____

_____

_____

_____

_____

让生活继续运转

如果你努力工作，克服了抑郁或焦虑，那就太棒了！但你可能仍然会在路上遇到一些小挫折。有些人意识不到对他们来说进展顺利的事情，你是那种人吗？你注意到那些能增加你的满意度和幸福感的活动了吗？

做正确的事情

本节的"满意度追踪器"技能旨在追踪令人满意的活动。密切关注那些让你满意的活动可以突出你生活中正在进行的事情，而增加你对幸福的关注会提高你预防复发的概率。

示例

辛迪（Cindy）度过了艰难的一年。她和男朋友分手了，还被诊断出患有乳腺癌。从大多数标准来看，她的身体恢复得非常好，而且很快。然而，就像乳腺癌幸存者一样，辛迪在这场磨难中断断续续地遭受抑郁症的折磨。现在一年过去了，她的抑郁症已经完全减轻了。辛迪记录了让自己满意的活动，以此巩固她的收获并防止复发（见练习表 17–7）。

练习表 17–7　辛迪的满意度追踪器

情况	令人满意的想法	满意度（0~100）
我在婚礼上拍了照片。	我的爱好变成了我的第二职业，那是我的梦想！	80
我被选去教数码摄影的继续教育课程。	我喜欢教书，我一定是越来越擅长自己的工作了。	70
我和朋友乘船去旅行了。	这太棒了，我以前从来没能这样对待自己。	85
我在家附近散步了很长时间，注意到了那里的风景。	我比以往任何时候都更享受这样的事情。	60
我付了账单。	我已经拖了太久了。虽然不是什么很嗨的事，但感觉很好。	40
我参加了康复后的第一次聚会。	我有点喜欢站在舞台上的感觉，很高兴看到我的朋友们在那里。	65

练习

以辛迪的满意度追踪器为指导，在练习表 17–8 中完成你自己的追踪器，记录生活中发生的好事。记住要把重要的和次要的事件都写进去。

1. 请注意左栏中的一个特定事件。

2. 在中间一栏写下你对这件事的想法和感受。

3. 在右栏用 0（不满意）到 100（完全狂喜）的评分来评价你

从那次事件中体验到的满意度。

4. 在练习之后，使用练习表 17-9 来反思你对自己的恢复和当前健康状况的发现。

练习表 17-8　我的满意度追踪器

情况	令人满意的想法	满　意　度 (0~100)

练习表 17-9　我的反思

消除满意度干扰因素

有时候，你期待的精彩活动结果只是一般、无聊，或者完全令人沮丧。这种结果可能表明，你的满意度受到了干扰者的破坏。罪魁祸首通常是一个想法，它偷走了你最初或计划中的活动乐趣。要了解满意度干扰者及其对你的体验的影响，请查看以下例子。

示例

奥斯汀（Austin）热爱高尔夫球，并期待参加周末的慈善比赛。这是一个明媚晴朗的日子，球场很美。奥斯汀显然是四人组中最好的球员，他希望能度过一段非常愉快的时光。但当他打球时，发现自己的想法破坏了他的良好感觉。在他打完一轮高尔夫球后，他填写了一份满意度干扰因素（见练习表 17-10），以更好地了解自己的想法对他造成了什么影响。完成练习后，奥斯汀意识到他需要为自己的干扰满意度的想法做点什么，并完成了练习表 17-11 中显示的满意度干扰因素消除器。

练习表 17-10　奥斯汀的满意度干扰因素

事件	令人满意的想法	干扰满意度的想法
在第一个发球台，我把球直接打到了球道的中间。	良好的开端！我可以赢下这次比赛。	上次我像这样开始的时候，最终得到了一个双柏忌。
内特说："你今天真棒！"	他说对了，我是很棒！	他在咒我，我感觉要开始下滑了。
第一回合结束时我领先。	我的球技真的在进步，应该考虑参加巡回赛。	每当我有这样的想法时，就会听到母亲告诉我："你将一事无成。"

请注意，奥斯汀最初令人满意的想法是如何被他的干扰满意度的想法所摧毁的。这些干扰满意度的想法并没有让奥斯汀感到沮丧（就像在第 5、第 6 章和第 7 章中讨论的想法一样），但它们剥夺了他的美好感觉。当生活中的快乐以这种方式被偷走时，你更容易旧病复发。

那么，你能做些什么来留住你的快乐呢？好吧，这里有一个应对满意度干扰因素的策略。请查看练习表 17–11，了解奥斯汀如何使用满意度干扰因素消除器。

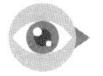

示例

练习表 17–11   奥斯汀的满意度干扰因素消除器

干扰满意度的想法：每当我有这样的想法时，就会听到母亲告诉我："你将一事无成。"

---

1. 有什么证据支持或反驳我的干扰满意度想法呢？

　　我做得很好。我有一份很好的工作，有很大的晋升空间。母亲在我生命中的很多事情上都错了，这挺可笑。

---

2. 如果一个朋友告诉我他／她有这样的想法，我会认为这听起来合理还是弄巧成拙？

　　我有一些高尔夫球打得很好的朋友，我鼓励他们参加比赛。如果我的朋友告诉我，他因为他妈妈说的话而觉得自己很失败，我会告诉他要成熟起来，克服它。

---

3. 在我的生活中，有可以反驳这种想法的经历吗？

　　我赢得了当地几场高尔夫球比赛的冠军，我不可能是一个失败者。我不需要成为世界上最好的高尔夫球手才能在生活中有所成就，但是，嘿，我真的很棒。

---

4. 这种干扰满意度的想法是扭曲的吗？我能想出一个更准确的替代想法吗？（有关思维扭曲的更多信息，请参见第 6 章。）

　　显然，将母亲的观点与现实联系起来是相当扭曲的。我在过度概括和忽视那些能证明我做得很好的证据。我可以用"我高尔夫打得很好，再也不需要听妈妈的声音了"来替代干扰满意度的想法。

在奥斯汀回答了"满意度干扰因素消除器"的问题后，他意识到自己一直在允许扭曲思维干扰自己的快乐。

练习

现在你已经看到他是如何完成的，请在练习表 17–12 中记录你的干扰满意度的想法。

练习表 17–12　我的满意度干扰者

事件	令人满意的想法	干扰满意度的想法

1. 在左栏中用几个词来描述一个本该令人满意的事件。

2. 如果你最初对这件事有满意的想法，把它们记录在中间一栏。如果你没有这样的想法，请将这一栏留空。

3. 在右栏中记录你的干扰满意度的想法。记住，这些想法以某种方式带走了你原本可能感受到的快乐。

提示

有些人会自动用一些普遍的信念来破坏他们的满意度，比如"娱乐是无聊的""我不值得玩得开心"或者"我应该工作"。这些想法甚至在满意度开始之前就阻止了它。在你自己的想法中寻找这样的信念，并在第 7 章和第 11 章中阅读更多关于它们的内容。

练习

一次一个，将你在练习表 7–12 中的想法与练习表 17–13 中的满意度干扰因素消除器问题联系起来。

1. 选择一个干扰满意度的想法，并把它写在问卷顶部的空白处。

2. 回答下面与这个想法相关的每个问题。如果回答这些问题有困难，请复习第 5 章和第 6 章。

3. 在练习表 17-14 中，反思这些练习给你展示的内容。你能看出你的干扰满意度的想法是如何剥夺你的快乐的吗？你能看出替换想法会对你的感觉产生的影响吗？

练习表 17-13　我的满意度干扰因素消除器

干扰满意度的想法：

1. 有什么证据支持或反驳我的干扰满意度的想法呢？

2. 如果一个朋友告诉我他 / 她有这样的想法，我会认为这听起来合理还是自寻烦恼？

3. 在我的生活中，有可以反驳这种想法的经历吗？

4. 这种干扰满意度的想法是扭曲的吗？我能想出一个更准确的替代思想吗？（有关思维扭曲的更多信息，请参见第 6 章。）

练习表 17-14　我的反思

第18章 | **做积极的事**
Promoting Positives

在本章

» 学会感恩

» 伸出援手帮助他人

» 原谅并放下你的愤怒

» 在日常生活中寻找意义

本书的重点是帮助你克服抑郁和战胜焦虑。通过练习和尝试书中提供的策略来改善你的情绪，你应该感觉好一些了。如果你已经感觉很好了，这一章就是为你准备的。

本章将超越抑郁和焦虑，触及真正的幸福。为什么？因为科学表明，幸福不仅仅是感觉良好——幸福的人有更好的免疫系统，寿命更长，血压更低，对他人更有同理心。快乐的人也更有效率，赚更多的钱。这是寻找幸福的一个很好的论据。

如果快乐是一件好东西，你可能会想知道到底是什么使人快乐。虽然快乐的人通常赚的钱只能满足基本生活，但研究表明，单靠钱并不能带来更多的快乐。研究表明，除非你很穷，为养家糊口而挣扎，否则即使中了巨额彩票也不会长期增加幸福感。而且，令人惊讶的是，权力、年轻和美貌似乎对人们的幸福感并没有多大影响。

有钱、有外表、有权力的人也会抑郁和焦虑。事实上，富有、漂亮、年轻、有权势的人很可能和其他人一样痛苦。你可能最近看到过一些杰出运动员承认自己有心理健康问题。这并不是说你应该把所有的钱都捐出去，忽视自己的外表，或者辞职，只是拥有所有这些东西并不能创造幸福。

那么，什么会带来幸福呢？第 11 章谈到了寻求健康快乐的价值。简单、健康的快乐有助于启动更好的情绪，但它们在某种程度上是短暂的。本章会告诉你如何找到更深层、更持久的满足和幸福。

专注于感恩

你的祖母或母亲可能会建议你多想好的事情，把坏的事情放在一边，这是个很好的建议。我们长辈的常识性建议通常都很有道理。专注于生活中美好的事物，以及任何让你充满感激之情的事，都能出人意料地帮助你培养幸福感。

记录那些让你感激的事情

研究表明，记录你欣赏或感激的事情可以改善情绪、睡眠和健康。真正令人惊讶的是，用这种方式来提高你的生活满意度是多么容易。

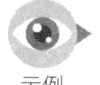
示例

珍妮特（Janet）得了抑郁症，几个月前康复了。她仔细地监测自己是否有复发的迹象，并对自己似乎战胜了抑郁症感到感激。在结束治疗之前，她的咨询师建议珍妮特好好想想自己的好运。珍妮特填写了一份感恩日记，练习表 18-1 显示了她第一周的努力。

练习表 18-1 珍妮特的感恩日记

日期	我感激什么
周一	1）今天早上我发现了一个很棒的停车位。2）我瘦了两磅。3）今天工作进展顺利。4）我爱我的狗！5）我的孩子们都很棒。
周二	1）今天也有同样的停车位！2）天气很好。3）孩子们不需要我唠叨就能做作业。4）我很高兴我身体健康。5）今天的交通状况还不错。6）我现在没有任何金钱问题。

（续表）

周三	1）我喜欢这个小镇。2）工作中没有发生什么不好的事情。3）我去散步了。4）我没有沮丧。5）我喜欢我的车。
周四	1）孩子们上学去了，没有像往常一样抱怨。2）今天的交通非常好。3）我超速没有被抓！4）我在舞蹈课上玩得很开心。5）我和我的朋友丽莎（Lisa）聊得很愉快。
周五	1）今天是星期五！2）看起来我可能会加薪。3）我和朋友吃了一顿美味的午餐。4）我没有沮丧。5）我在网上看了一部好电影。
周六	1）我喜欢看我女儿的足球比赛。2）我帮邻居看孩子，我觉得自己能做到这一点很好。3）空调的维修费用并没有我担心的那么贵。4）我没有沮丧！5）我和男朋友出去吃饭了，玩得很开心。
周日	1）我种了西红柿。2）我把孩子们带到他们朋友家，有几个小时的时间独处。3）我和妈妈聊了聊，她看起来精神很好。4）我又瘦了一斤。5）我对重新开始这一周感到有点沮丧，但我还是摆脱了糟糕的情绪。我以前做不到这一点。

　　珍妮特惊讶地发现，记录几周来让她感到感激的事情的感觉如此之好。她开始做更多的练习，对自己的生活有了更深的满意度。

练习

　　以珍妮特的感恩日记为指导，在练习表 18-2 中填写你自己的日记。

1. **一周中的每一天，想想你当天感激的五件事。**这些事项可以是很小的，比如找到一个好的停车位，也可以是更实质性的，比如你的健康状况。

2. **在相应的日子把每一项都写在日记里，并反思那天你的感激之情。**

3. 在一周结束的时候，使用练习表 18-3 来反思你从那些让你
感恩的事情中学到了什么。

考虑每周坚持这个练习，坚持一个月，以后也要时不时地
这样做。

根据个人需要，请在 www.dummies.com/go/anxiety&depre-
ssionworkbookfd2e 下载本练习的副本。

练习表 18-2　我的感恩日记

日期	我所感激的事
周一	
周二	
周三	
周四	
周五	
周六	
周日	

练习表 18-3　我的反思

_____

_____

_____

_____

_____

写感言

通过写感言而把感激带入生活的策略是由马丁·塞利格曼（Martin Seligman）博士提出的。塞利格曼博士对这项技能进行了研究，发现参与者在掌握这项技能后感觉很棒。

达斯汀（Dustin）有很多值得感激的事情。一年多前，他克服了社交焦虑，他的大学室友杰克（Jack）在帮助他克服焦虑方面发挥了重要作用。达斯汀现在是一名大学三年级学生，正在上高级心理学课。他的教授提出了一个名为"感恩练习"的项目。学生们被要求从他们的生活中选择一个真正做出改变的人，并为这个人写一封感谢信。学生们被要求提交感谢信，并将其宣读给他们选择的人。在练习表18-4中，你可以阅读达斯汀写的关于他室友的内容。

练习表18-4　感谢信练习

亲爱的杰克：

我的任务是写一封感谢信给一个改变我生活的人，你猜怎么着？你就是那个人。一开始我觉得很奇怪，但我越想就越喜欢这个主意。我从没跟你说过我有多感激你帮我克服了社交焦虑。大学的第一年对我来说是残酷的，你的友谊把我从极度的痛苦中解救出来。

你把我置于你的庇护之下，强迫我做一些我认为自己做不到的事情。你是我的榜样，教会了我如何与女人交谈。我们度过了一些美好的时光，不是吗？但有时我会对自己的问题感到非常沮丧，你会激励我。你告诉我需要心理咨询。哦，我真不想听！但你是对的。第一年的经历改变了我的生活，我把这些都归功于你。

我向你脱帽致敬，伙伴。别人不会比你更好，你的友谊对我来说非常宝贵。现在，在我把自己弄得恶心之前，最好结束这一切。但说真的，我很感激你所做的一切。

你的兄弟，
达斯汀

练习

使用练习表 18–5 和以下说明来完成你自己的感谢信练习。

1. 从你的生活中选择一个真正对你的生活产生积极影响的人。
   理想情况下，你选择的人不应该是你的恋人。

2. 至少写两到三段话来表达你的感激之情，告诉那个人他 /
   她为你做了什么。用手写的方式写你的感言——这样更有
   个性。

3. 安排时间与你的写信对象见面，大声把你的感谢读给他 /
   她听。

4. 花点时间和你选择的人聊聊。

5. 在练习表 18-6 中，反思这个练习以及它告诉你的生活中那
   些好人好事。

练习表 18–5　感谢信练习

　亲爱的，
_____
_____
_____
_____

练习表 18–6　我的反思

_____
_____
_____
_____

让世界变得更好

　　获得幸福最有效的方法就是帮助别人。善待他人对你有两个好处，首先，你可能会享受为他人提供服务或善意所带来的感觉；其次，为别人做好事可以让你忘记自己的问题。

　　作为开始，练习表 18-7 列出了一些你可以做的帮助他人的好事。列出对你来说重要的事项清单是很好的，但想要了解更多的想法，可以考虑查看 www.randomactsofkindness.org。

练习表 18-7　助人为乐小善举

· 在当地的动物保护协会遛狗。

· 主动把别人的购物车送回商店。

· 自愿辅导别人。

· 自愿在养老中心为老年人开车。

· 主动为邻居跑腿。

· 收拾你家附近的垃圾。

· 让其他司机并入你的车道。

· 献血。

· 向无家可归者收容机构捐赠食物或衣服。

· 给别人写一封感谢信。

　　这个练习可以帮助你发现微小善举的个人好处。即使是做很小的事情，你可以让世界变得更美好，同时也提高了你自己的幸福感。

1. **集思广益，列出至少 20 个小善举——你几乎可以随时做的事情。** 将它们写在练习表 18-8 的左栏中。关键是要考虑那些真正的赠予——换句话说，你不应该期望得到回报。如果你想要包含一些更实质性的行为，那很好，记住，你行动的频率才是真正重要的。

2. 在你列出清单之后，就开始做你列出的事情吧！

3. 在右栏中记录你完成每一项善举的日期。

4. 在练习表 18-9 中，反思这个练习对你的影响。

练习表 18-8　我的助人为乐小善举

善举	我这样做的时间

练习表 18-9　我的反思

该放手时且放手

人们毁掉幸福的一种方式就是长期怨恨、愤怒和狂怒。当你被冤枉时，感到难过是很自然的，愤怒可能是有用的，至少在一段时间内是这样。当受到攻击时，愤怒会帮助你保护自己，因为它会让你的身体去加速纠正错误。

然而，愤怒憋得太久会毒害你的身体和灵魂。长期愤怒会导致高血压、情绪障碍和认知下降。因此，当你生气时，你根本不可能快乐。

但是，让自己摆脱长期的愤怒并不是一件特别容易的事情。你必须做一些违反直觉的事情：以某种方式原谅那些伤害过你的人。

提示

也许有些错误是你无法真正原谅的。例如，你可能会发现自己无法原谅严重的暴力或虐待行为。在这种情况下，另一种方法是通过接受来释放愤怒和狂怒。关于如何学会接纳，请参见第 8 章。

练习

练习表 18-10 指导你通过一系列步骤找到宽恕和随之而来的宁静。

牢记

原谅不等于说错误是可以接受的。宽恕能让你恢复到事情发生前的平静，释放愤怒可以让你重获以前的快乐。

练习表 18-10　寻找宽恕

---

1. 写下发生在你身上的让你生气的事情。要具体，并尽量避免使用愤怒和报复性的语言。相反，用冷静的语言描述人物和事件。一遍又一遍回顾你写的东西，直到你的感觉开始减轻。

---

2. 设身处地为冒犯者想想，了解他们为什么会冒犯你。冒犯者或施害者是害怕、被误导、沮丧、自卫、缺乏判断力，还是故意伤人？写下你的想法。

---

3. 把自己想象成一个宽容的人，而不是一个受害者。描述一下当你放下愤怒并宽恕时，你的生活将会如何改善。

---

4. 当复仇的念头出现在你的脑海里时，写下放手的理由。记住，持续的愤怒和狂怒对你的伤害比施害者更大。

---

5. 考虑在下面的空白处写一封原谅信。你不必把它发给施害者，但你可能会在与他人讨论时感到释怀。

练习自我控制

在追求幸福的过程中，避免权宜之计很重要。快速补救有各种各样的方式——酒精、毒品、巧克力、新车、更好的房子、更多的衣服，等等。当然，适度地做这些事情是好的，但它们不会创造持久的幸福。

事实上，研究表明，从长远来看，自我控制和延迟满足的能力会带来更好的调整和对生活更大的满意度。然而，这个世界承诺并鼓励即时满足，并建议你应该及时行乐。这些期望很容易让你失望，真相是：

» 人并不总是快乐的。

» 有意义的目标需要努力和耐心。

» 过度放纵会导致超负荷和快感的枯竭。

» 坚持即时满足的人不可避免地会感到沮丧和失望。

练习

练习表 18-11 会让你走上更好的自我控制之路，即使是朝着这个方向迈出一小步也能增加你的幸福感。请意识到你不需要一下做出重大改变，最重要的是要认真花些时间做这个练习，以获得最好的结果。

练习表 18-11　加强自我控制

1. 简要描述你生活中哪个方面是你屈服于冲动或期待即时满足的。

_____

_____

_____

2. 写下你对加强自我控制对改善长期满意度的思考。

_____

_____

_____

3. 根据你所写的，制定一个改变的目标。

_____

_____

_____

4. 记录你的想法，如果你实现了这个新目标，你的生活将如何变得更好。

_____

_____

_____

发现什么才是真正重要的

你看重什么？你有多少时间花在有意义且符合自己价值观的活动上？你按照这些价值观生活吗？如果不是这样，你可能就没有想象中那么幸福了。

练习

下面的探索价值观测试可以帮助你关注对你来说真正重要的东西。填完后，你可以用结果来重新规划你的人生计划，让它更有意义。

1. 通读练习表 18–12 中列出的所有有价值的事物。
2. 圈出你最看重的八个项目。
3. 从这八件事中选出你最珍视的三件，并把它们写在练习表 18–13 中。

思考一下过去的一个月你是如何打发时间的。估计一下你花在与你的前三个价值观相一致的活动上的时间（见练习表 18–13）。如果你发现你看重的和你正在做的有差异，考虑重新安排优先级。在练习表 18–14 中，写下你计划如何重新分配你的时间表和资源，以更好地反映你认为重要的事情。做出这些改变很可能会提高你的长期生活满意度。

练习表 18-12　探索价值观测试

金钱	为他人奉献时间或金钱
快乐	清洁环境
独立	政治实践主义
冒险或兴奋	竞争
创造性	休闲时间
赞誉	诚实
成就	获胜
多样性	家庭生活
娱乐	消遣
密友	地位
爱的伴侣	昂贵的物品
灵性	知识追求
健康	美貌
美食	满意的工作
有快乐的孩子	表达善意
艺术	精神或身体刺激
经济安全	安全
影响他人	可预见性

练习表 18-13　我最看重的三件事

1.

2.

3.

练习表 18-14　我的反思

_____

_____

_____

_____

_____

通过准备葬礼找到人生的意义

在生活中寻找意义和目标就是要与比自己更大、更深刻的
想法和概念建立联系。对许多人来说，宗教和灵性是找到这种
意义的主要渠道。但是，无论你的精神信仰如何，认真考虑你
希望你的生活是什么样的——换句话说，你想留下的遗产——
都可能是一种启发性的练习。

在本节，想想你的葬礼或追悼会，以及出席者在思考你的
生活时可能会经历的想法和感受。关于你的生活，你希望人们
记住什么？下面的练习可以帮助你发现你最珍视的特质、特征
和价值。通过提醒自己按照自己的心意度过余生，你会感到更
加充实和满足。

示例

罗兰（Roland）完成了"提前准备的悼词"练习，作为一
种增强他从生活中获得的意义和目标感的方式。在准备写悼词
时，罗兰意识到，他的生活方式与他希望人们记住的生活方式
不符。尽管如此，他写出了希望人们在他去世后如何看待他和
他的生活（见练习表 18-15）。

练习表 18-15　罗兰提前准备的悼词

　　今天我们聚集在这里向我们的朋友和家人罗兰道别。罗兰是个很好的父亲和丈夫，他喜欢和家人在一起。罗兰的孩子们长大后成功、快乐。在他的婚姻中，他爱并珍惜着他的妻子。他小心翼翼地保持着浪漫，直到最后。罗兰是我们今天在座的许多人真正的朋友，当有人需要帮助时，罗兰是第一个提供帮助的人。他的门总是开着的，不管人们是否需要他的陪伴，甚至是他的钱，罗兰都很慷慨。罗兰也为他的社区做了贡献，他组织教会成员去接那些不能开车的老人，这样他们就可以参加教堂礼拜和活动。真的，他让世界变得更美好了。

　　罗兰看到了他所过的生活和他希望被人记住的生活之间的无情对比。因此，意识到他花了太多时间工作和购买不必要的东西。他不想让人们回忆起他是街区里第一个拥有最新产品或最贵汽车的人。罗兰发誓，在未来，他会花更多的时间与他的朋友和家人在一起，他制订了一个计划，为他的社区做出更多的贡献。他对这些价值的珍视远远超过世界上所有的物质奖励。

练习

　　利用练习表 18-16 的空白写好你自己提前准备的悼词。记住，无论你目前的活动和行为如何，都要诚实地说出你希望别人怎样记住你。

1. 坐下来放松几分钟。

2. 思考一下，你希望人们在你生命结束时如何记住你。想想你爱的人和朋友，你希望他们怎么说或怎么看你？

3. 写下你的想法。你提前准备的悼词应该反映出你最看重的东西——换句话说，你希望你的余生怎样度过。

牢记

　　从此时此刻开始，你将开始你的余生。无论你是 15 岁还是 84 岁，开始有意义、有目标的生活永远都不晚。

练习表 18-16　我提前准备的悼词

_____

_____

_____

_____

_____

_____

_____

_____

_____

_____

PART 7

各种"十大"

The Part of Tens

在本部分

- ☑ 了解需要更多帮助的迹象
- ☑ 接受你是人的事实
- ☑ 学会倾听
- ☑ 无条件给予
- ☑ 好好照顾自己

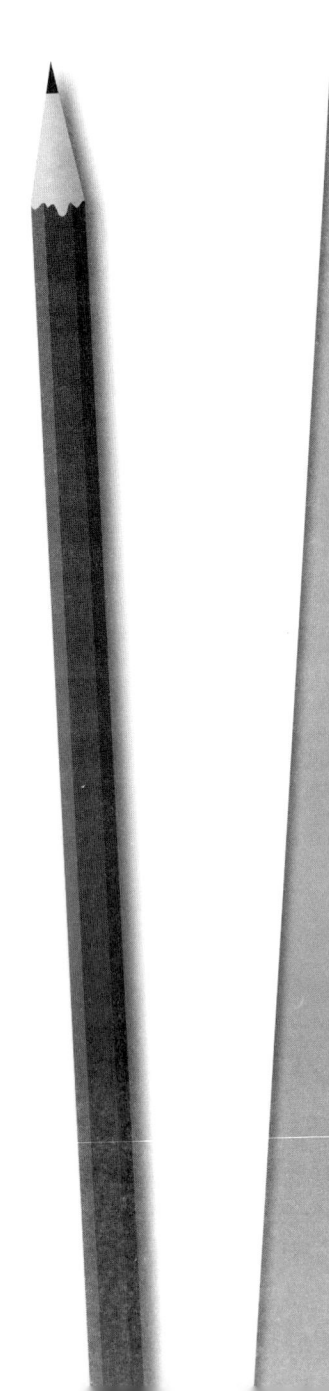

第 19 章

寻求更多支持的十个理由
Ten Reasons to Seek Additional Support

在本章

» 了解什么时候需要更多的帮助

» 寻求专业人士的支持

许多人从阅读和学习关于焦虑和抑郁的治疗方法中受益。他们能够自己采取行动，而不需要外部专业的心理治疗。如果这个人就是你，那太好了！

然而，很大一部分人可能需要从医生或心理咨询师那里寻求指导。本书中的提示和警告建议你在陷入困境或感到不知所措时寻求帮助，以下几节提供了一些获得专业评估和治疗的具体示例。

提示

如果你决定寻求专业帮助，请查询医保机构名单。向全科医生寻求建议。

你感到绝望

每个人都不时感到绝望。例如，当你十几岁的孩子拒绝接受你的建议或你看每日新闻时，你可能会感到绝望。这种感觉是无法忍受的。但是，当绝望侵入你的思想，当你相信生活永远不会变得更好时，是时候寻求帮助了。

如果不及时治疗，绝望往往会导致自杀的念头。不要等待，即使生活看起来黯淡无光，也要为希望而奋斗。如果希望已经在最糟糕的情况下变得不现实，你可以接受。接受会给你力量和好运，让你能够与你正在挣扎的事情和平相处。

你想结束生命

如果你有自杀的念头，需要立即寻求帮助。如果你有一个具体的自杀计划和实施方法，（在美国）请拨打 911。如果你的想法不包括方法或手段，请拨打全国自杀热线 1–800–273–

8255。

训练有素的咨询师会帮助你决定需要采取什么行动，这样你就不会做一些让自己进医院或停尸房的事情。对咨询师要诚实，不要掩饰你想法的严重性。自杀仍然是人们最常见的死亡方式之一。相比一个可解决或暂时的问题，自杀几乎总是一种永久的解决办法。

你在家里遇到麻烦

焦虑和抑郁患者往往是好演员。他们能够在必要时振作起来，表现得好像一切都很好。一些有严重情感问题的人在公共场合相当可靠地表现出这种行为。但当他们打开家门时，伪装消失了，绝望出现了。

表演是很累人的，所以如果你焦虑或沮丧，在悲伤或担心的基础上再加上疲劳，结果往往是烦躁发牢骚。爱发牢骚的人常常把不满发泄在家人或室友身上，由此产生的冲突只会增加所有参与者的不良情绪。

如果你坚持到回家，然后对亲近的人变得暴躁，请考虑寻求专业帮助。家人厌倦充当你不快乐的出气筒只是时间问题。

你在单位或学校遇到麻烦

抑郁和焦虑会影响工作的完成、注意力和专注力、短期记忆以及与他人的互动，即使是做简单的决定似乎也不可能。难怪许多有严重情感问题的人在工作或学习中遇到麻烦。

如果情绪影响了你的业绩表现，你应该寻求专业帮助。很多时候，和咨询师一起治疗一段时间就能让你感觉足够好，重新开始履行你的责任。不要因为不愿承认自己需要帮助而丢掉工作或学业不及格。

你想与他人隔离

有些人生来就是隐士，很少能与周围的人和谐相处。然而，抑郁和焦虑可以把一个外向的人变成一个孤僻的内向者。随着时间的推移，抑郁或焦虑患者会退缩，在别人的陪伴中找不到快乐。

隔离并不是治疗情绪障碍的好方法。如果你发现自己因为焦虑或抑郁而拒绝邀请，远离家人或朋友，甚至无法承担重要的责任，那么是时候寻求专业帮助了。

你在滥用药物或酗酒

对很多人来说，晚上喝一杯葡萄酒会让人很放松。创伤后应激障碍患者经常用医用大麻来缓解。使用药物治疗焦虑或抑郁非常有效，这是指医生开的处方药。

吸毒或酗酒的问题在于，它们往往会麻痹不良情绪。当某种物质让你感觉更好时，会发生什么？你想一次又一次地使用它，这可能会导致依赖和上瘾。如果你发现自己正在走下坡路，和医生谈谈。滥用药物不是性格软弱或耻辱的表现，人类是很容易上瘾的。

你感到过度激动

也许你发现自己变得越来越烦躁。你坐不住，开始踱步。你发现无法集中注意力，也无法完成任何事情，可能会有快速的、非理性的思维。这种骚动不会在某个晚上出现并消失，它挥之不去。

这可能是一种更复杂的疾病的症状，如创伤后应激障碍、躁郁症或其他身体问题。你需要咨询专业人士，找出原因，并进行有效治疗。

你无法控制自己的脾气

焦虑或抑郁时易怒是正常的。然而，如果你的脾气经常失控，你就需要帮助了。发脾气只会让你的情绪比以前更糟。

首先，进行身体评估，排除疾病问题或药物副作用，然后找一个在愤怒管理治疗方面有经验的专业人士。你也可以看看《愤怒管理》（*Anger Mangerment for Dummies*，Wiley 公司出版）。

你没有动力做任何事情

冷漠通常伴随着焦虑或抑郁。大多数人强迫自己渡过难关，至少要勉强度日。如果洗碗池里的盘子满了，要洗的衣服堆成一堆，账单还没付，还忘了喂狗，你就需要专业人士的帮助了。从全科医生的检查开始，然后转诊心理健康门诊。

家人和朋友担心你

朋友和家人都关心你，都希望给你最好的东西。有些人可能是杞人忧天，为小事焦虑。然而，如果大多数了解和关心你的人对你的情绪健康表示关心，那就该听听他们的意见。首先要感谢他们的关心，但不要指望朋友和家人能成为你的顾问。他们可能会陪着你，但即使是最亲密的家人也会因为听你倾诉烦恼而筋疲力尽，尤其是如果你的问题严重且长期存在的话。

警告

不要让你爱的人觉得你的心理问题是他们的责任，这样做可能会破坏你们的关系，最终也帮不了你。你必须对自己负起责任，或在心理咨询师的帮助下变得更好。

第20章 | 帮助焦虑或抑郁的亲人的十种方法

Ten Ways to Help a Loved One with Anxiety or
Depression

在本章

» 给朋友一点鼓励

» 知道自己什么时候搞不定

当你关心的人遭受情感困扰时，想要提供帮助是很自然的。本章给你一些建议，教你如何在不受伤的情况下帮助他们。重要的是要意识到你可以伸出援手，但无法解决导致他们焦虑或抑郁的复杂问题。朋友可以指导、鼓励和提供支持，但不能承担责任。

倾听而不评判

你有没有过这样的经历：在电话里或在咖啡店里，你的朋友主导着谈话，抱怨这个或那个，似乎根本不在乎你要说什么？在你听了30分钟的独白后，这位朋友对你说："非常感谢，我感觉好多了。"

了解更多

倾听是一个开始，但你可能还想更多地了解您所爱的人的症状。如果他们同意，可以询问他们的感受和想法。然后了解这些想法和感受是如何影响他们的日常行为的。

你还可以阅读本书的第1章，了解更多有关抑郁和焦虑的知识。不要试图诊断问题，这要留给专业人士去做。但是你可以利用你发现的信息来支持你的亲人努力找到应对痛苦想法和情绪的方法和感觉。

保持联系

患有抑郁症或焦虑症的人有时会为自己的情绪感到羞愧。

他们把自己与他人隔离开来，有时把那些能够支持他们的人拒之门外。如果你爱的人正在远离互动，给他们一些空间是可以的，但仍然要保持在场。温柔而频繁地与他们沟通，告诉他们当他们需要倾诉的时候，你随时都有空。

提示

每周发一条短信，让你在乎的人知道你在想他们。讲个笑话或发送一个快乐的表情符号。短信不会有打扰，也不需要立即回复。

将情感与人分开

抑郁症或焦虑症患者会变得粗鲁、易怒，有时对朋友和家人不屑一顾。更让人恼火的是，这些人可能与同事或陌生人相处得很好。不要把他们在你身边的喜怒无常当成是针对你个人的。

那些有情绪问题的人经常在他们跟自己的互动中振作起来，然后在家或和亲密的朋友在一起时就会精疲力竭。别以为这是不尊重，这是他们对你信任的表现，允许他们做错事。

这并不意味着你必须接受家人或朋友的虐待或忽视。试着有耐心一些，给他们时间。如果你爱的人正在接受治疗，你可能想要联合治疗来解决这些关系问题。

伸出援手寻求帮助

当人们被情绪淹没时，即使是很小的任务也几乎不可能完成。即使是最执着、最有能力的消费者，也很难找到心理学家、精神病学家、社会工作者或咨询师。卷入错综复杂的保险公司、自付垫资、网络和可用性资源网络需要难以置信的心理耐力。对于一个已经感到脆弱或不知所措的人来说，这可能很难实现，或者几乎不可能实现。

如果你爱的人允许，你可以主动给保险公司和医保机构打电话。也许你可以找到两三个愿意为你所爱的人提供保险的保险公司。当你找到一些选择时，留下来支持你的爱人打这些电话，并帮助安排第一次预约，甚至可以主动提出开车在大厅等待。

提供希望

对于大多数抑郁症或焦虑症患者来说，治疗是有效的。许多人受益于心理治疗，一些人受益于药物治疗，另一些人受益于自助。好消息是，很少有人找不到治疗方法来缓解他们的症状，至少是部分缓解。

然而，处于抑郁和焦虑痛苦中的人可能认为他们的处境是独一无二的绝望。帮助你所爱的人，温柔地提醒他们对未来充满希望。你可以表现出你的乐观，鼓励他们永不放弃，并提醒他们，只要愿意追求，就能得到帮助。

散步

也许你倾听了你所爱的人的声音，陪伴着他们，但他们无法从绝望中伸出手来回应。有时，在社区或公园里慢慢散步对焦虑症或抑郁症患者非常有益。你可以邀请他们出去散步，让他们的一天变得更美好。不一定要交谈，一起走走就好。拍拍肩膀或者一个小小的拥抱可能正是他们所需要的。

当然，如果你爱的人同意，走出去多做点运动比悠闲地散步更好。锻炼可以有效地治疗抑郁和焦虑症状（参见第 10 章）。

帮忙做日常家务

高度的情绪唤起需要消耗能量，所以疲惫常常随之而来。帮助你爱的人做一些简单的日常琐事。对于高度焦虑或抑郁的人来说，即使是很小的任务也可能是压倒性的。可以提供以下帮助：

» 带一份冷冻砂锅菜或晚餐过来。

» 跑腿。

» 去学校接孩子。

» 整理文件或账单。

» 拨打支持热线来解决电脑问题。

要果断。大多数人不会寻求帮助，但他们确实可以从一些帮助中受益。可以向他们解释，帮助他们实际上会让你自己感觉更好。

不要责备自己

我接触过很多患者的家人，他们把爱人情感的痛苦归咎于自己，对父母和他们的孩子来说尤其如此。虽然在某些情况下，人际关系问题确实会造成情绪压力，但试图弄清楚谁对谁做了什么并不能解决问题。请将指责转向关心、接纳和帮助。

坐在一旁指责自己并不能治愈创伤，但采取行动可以。现在情绪问题出现了，你能做些什么来帮助他们呢？不要沉湎于过去的错误或你个人对这个问题的责任。相反，计划未来的目标，努力原谅自己和他人，并寻找一个更好的明天。

照顾好自己

不要被你在乎的人的麻烦弄得精疲力竭。大多数人都曾因为担心别人而睡眠中断，但你的不眠之夜除了让你感到疲劳外，很少能解决任何问题。全心投入，提供支持和帮助，只是不要对问题负责。

通过充足的睡眠和锻炼、健康的饮食和抵制不健康的诱惑来照顾自己的身体和情绪。你需要保持健康，才有精力帮助他人。

图书在版编目（CIP）数据

焦虑抑郁自我练习指南：第 2 版 ／（美）劳拉·史密斯（Laura L.Smith）著;姜雨鸽，占归来，徐卫国译. 长沙：湖南科学技术出版社，2025.3. --（ABC 全科医学系列丛书）.--ISBN 978-7-5710-3482-5

Ⅰ. R749

中国国家版本馆 CIP 数据核字第 20250VY879 号

JIAOLÜ YIYU ZIWO LIANXI ZHINAN

焦虑抑郁自我练习指南（第 2 版）

著　者：〔美〕劳拉·史密斯（Laura L. Smith）
出 版 人：潘晓山
译　者：姜雨鸽　占归来　徐卫国
责任编辑：李　忠
文字编辑：寻晓庆
特约编辑：王超萍
出版发行：湖南科学技术出版社
社　址：长沙市芙蓉中路一段 416 号泊富国际金融中心
网　址：http://www.hnstp.com
湖南科学技术出版社天猫旗舰店网址：
　　　　http://hnkjcbs.tmall.com
邮购联系：0731-84375808
印　刷：湖南省汇昌印务有限公司
　　　　（印装质量问题请直接与本厂联系）
厂　址：长沙市望城区丁字湾街道兴城社区
邮　编：410299
版　次：2025 年 3 月第 1 版
印　次：2025 年 3 月第 1 次印刷
开　本：710 mm×1000 mm　1/16
印　张：23.5
字　数：280 千字
书　号：ISBN 978-7-5710-3482-5
定　价：98.00 元

（版权所有·翻印必究）